Der kürzeste Weg
zur Gesundheit

Dieses Buch widme ich meinen Patienten

GÜNTER BRÜCK

Der kürzeste Weg zur Gesundheit

4. Auflage

VITA-VERLAG

1. Auflage 1985
2. Auflage 1992
3. Auflage 1995
4. Auflage 2004

Herstellung: Books on Demand GmbH Norderstedt
ISBN 3 - 9803095 - 4 – 1

Anschrift des Verfassers:
Günter Brück – Heilpraktiker
Albertusstraße 29
41061 Mönchengladbach
Tel.: 02161 / 23824
www.Heilpraxis-Brueck.de

4. Auflage
Vorwort zur 3. Auflage

Die Gesundheit kann man nicht kaufen, und der Mensch ist nur so gesund, wie sein Immunsystem stark ist! Bedenken wir, wir leben nicht von dem was wir essen, sondern von dem, was unser Verdauungssystem daraus macht. Hier aber sieht es bei den meisten Menschen, bedingt durch unsere heutige Zivilisationskost, nicht gut aus. Wie wesentlich ist die richtige Ernährung für unsere Gesundheit? Die Verdauungsstraße ist die teuerste Straße der Welt. Mehr als 75% aller Informationen aus der Umwelt laufen über die Darmschleimhaut und das hier besonders intensiv ausgeprägte Immunsystem. Der Mensch muß müssen können, und jeder Stau auf dieser Straße hat verhängnisvolle Folgen für unsere Grundgesundheit. Seit fast 25 Jahren führe ich in meiner Praxis Darmreinigungskuren durch. An unzähligen Patienten habe ich tausendfache Erfahrungen machen können.

Daß dieses Buch jetzt zum dritten Male aufgelegt wurde, begründet sich in der großen Beliebtheit, die sich diese Kur als Kausaltherapie für fast alle Krankheiten verschafft hat.

Diese Kur ist die "Königin aller Heilfastenkuren", weil sie eine tiefgreifende Blut- und Säftereinigung bewirkt und wieder zur Grundgesundheit zurückführt, wie sie mit keiner Apparatemedizin erreicht werden kann.

"Der Tod sitzt im Darm". Heilfasten, richtig durchgeführt, ist heute, wie eh und je, von unschätzbarem Wert! Es ist immer wieder erstaunlich zu sehen, wie auch Leiden, die jahrelang allen anderen Behandlungsmethoden getrotzt hatten, verschwinden oder sich wesentlich bessern.

Mönchengladbach, Januar 1995

Günter Brück

Inhalt

Gesundheit –
Wunsch und Wirklichkeit

Nicht einmal unsere Kinder sind richtig gesund: neun von
zehn Fünfjährigen haben bereits Karies. Andere, ebenfalls
aus falschen Lebensgewohnheiten herrührende Krankheiten
des Kindesalters sind im Vormarsch. Menschen aller Berufe
— nicht nur Politiker und Manager — leiden unter

> Übergewicht
> Bluthochdruck
> Dauerstress
> Bewegungsarmut
> Stoffwechselstörungen

Zusätzlich ruinieren sie durch übermäßiges Rauchen ihre Gesundheit. Und sogar Spitzensportler sind oft ihrem Einsatz
gesundheitlich nicht gewachsen; mit Muskel-, Gelenk- und
Bändererkrankungen belegen sie ganze Spezialkliniken.

Gesundheit ist das höchste Gut, das wir um jeden Preis
wiedererlangen müssen! Zwar ist Gesundheit nicht alles,
aber ohne Gesundheit ist alles nichts. Wir sind ständig
von krankmachenden Faktoren umgeben, die wir natürlich
nicht ohne weiteres aus der Welt schaffen können, denen

wir aber in jedem Fall aus dem Weg gehen könnten und
sollten. Das Gesicht unserer Welt ist geprägt von unserer
‚Zivilisation‘, dem Streben nach wirtschaftlichem Wachstum, einem immer größer werdenden Anspruchsdenken,
einem immer weiter wachsenden Energiebedarf, der rück-
sichtslos und mit lebensfeindlichen Methoden befriedigt
wird.

Unter Lebensstandard wird in erster Linie materieller Wohlstand verstanden, der gar nicht weit genug steigen kann.
Der ethische Standard dagegen ist nicht mehr gefragt, unser
immaterieller Wohlstand verkümmert. Unser Lebensstil
ist gesundheitsfeindlich, unsere Gewohnheiten lebensfeind-
lich durch falsches Denken und Handeln. Wird von Gesundheit gesprochen, so meint man eigentlich immer nur das Bekämpfen von Krankheitssymptomen. Aus diesem Rahmen
müssen wir ausbrechen! Damit der *Gesundheit*, damit dem
Leben wieder mehr Platz eingeräumt wird.

Unser Leben verdanken wir den Grundelementen − Luft,
Wasser, sichtbarem und unsichtbarem Strahlenklima − und
vor allen Dingen einer gesundheitsbewußten Ernährung.
Durch leichtsinnige, oft naive und nur auf materiellen Ge-
winn ausgerichtete Handlungsweisen haben wir ein Ausmaß an Luft- und Umweltverschmutzung angerichtet, das Anlaß zu ernster Sorge gibt. Nicht nur die Pflanzenwelt und die
Wälder sind durch ‚sauren Regen‘ bedroht, auch die Tier-
welt ist schon betroffen. Und auch der Mensch selbst beraubt sich seiner Lebensgrundlagen.

An vielem ist nichts - oder sagen wir: von dem einzelnen wenig - zu ändern. Wohl aber kann der einzelne seine Lebensgewohnheiten umstellen. Er kann seine Ernährung so gestalten, daß seine Gesundheit nicht gefährdet, sondern gefördert wird. Daß sein Körper durch Streßabbau, durch mehr Bewegung und durch Einschränkung der Alkohol- und Nikotinzufuhr entlastet wird.

Vor vielen Jahren war es jeder Zehnte, der an Krebs erkrankte, und starb. Heute ist es jeder Vierte, und bald wird es jeder Zweite sein. Früher waren es nur die älteren Menschen, die an Krebs starben, heute sind es auch mittlere Jahrgänge, Jugendliche und Kinder.

Ein Großteil aller Sterbefälle in den westlichen Industrienationen wird durch Arteriosklerose verursacht. Aber die meisten aller Erkrankungen machen zur Zeit chronische, degenerative Erkrankungen und ihre Folgekrankheiten, insbesondere das Rheuma, aus und sind damit häufig die Ursache vorzeitiger Todesfälle.

Die Zahl der tödlich verlaufenden Herzinfarkte, und das ist die durch Arteriosklerose am häufigsten verursachte Todesursache, ist in den letzten 30 Jahren von 7 000 im Jahr auf über 140 000 angestiegen: eine Steigerung um das 20-fache! Und sie nimmt weiter zu.

Herzerkrankungen wie Angina pectoris, Herzrhythmusstörungen, Herzinsuffiziens, Herzattacken und der plötzliche Herztod könnten weitgehend verhindert werden durch

Herabsenken des hohen Blutdrucks
Senken des erhöhten Blutfettspiegels

Wirksamste Maßnahmen sind auch hier wieder die Einschränkung von Alkohol und Nikotin mit den gefäßschädigenden Wirkungen und vor allem eine ausgewogene, maßvolle, bewußte Ernährung, was auch eine sorgfältige Einstellung des diabetischen Stoffwechsels bedeutet.

*

Beinahe jeder dritte Bundesbürger leidet an einer Erkrankung des rheumatischen Formenkreises. Der Kostenaufwand für Therapie, Nachsorge und Frühinvalidität wird auf 45 Milliarden Mark pro Jahr geschätzt. Auch wenn der Prozentsatz der Todesfälle in der Folge dieser Krankheit relativ niedrig erscheint, darf man die Auswirkungen keinesfalls unterschätzen.

Auch die Hauptursache der steigenden Zahl rheumatischer Erkrankungen ist unser verändertes Ernährungsverhalten: üppiges Essen, zuviel Alkohol. Und das bei zuwenig Bewegung. Es handelt sich also um typische ‚Wohlstands-Krankheiten'. Die Erkrankungen an der Gicht, die seit der Jahrhundertwende um das 17-fache zugenommen haben, sind ebenfalls in diesem unmittelbaren Zusammenhang zu nennen.

Meist werden immer nur die Symptome der Krankheiten behandelt, nicht aber ihre Ursachen. Die Schulmedizin hat viele Einzelbeobachtungen zusammengetragen und kennt zahlreiche voneinander abhängige und unabhängige Daten krankhafter Abweichungen von der Norm. Sie interessiert sich für die Kriterien dieser Abweichungen, eben die 'Krankheiten', weniger für den Normalzustand, nämlich die 'Gesundheit' und die Kriterien der Gesundheit.

> **Jeder Mensch sollte von Zeit zu Zeit etwas für die Erhaltung seiner Gesundheit tun. Vor dem Ausbruch eines Leidens und ohne krank zu sein, sollte jeder Einzelne zur Verbesserung seiner Grundgesundheit beitragen.**

Man ist geneigt anzunehmen, daß sich die Wissenschaft der Medizin in ständiger Weiterentwicklung befindet. Und tatsächlich werden Operationen vorgenommen, die noch vor wenigen Jahren undurchführbar, ja undenkbar waren. - Auch die pharmazeutische Industrie entwickelt immer neue Medikamentenformen, auch ganz neue Medikamente, mit denen akute Krankheitsbilder günstig beeinflußt werden können.

Aber gegen die jahrelange Vernachlässigung und Zerstörung des Körpers durch Rauchen, unmäßiges Trinken und falsche Ernährung vermögen weder Medizin noch Pharmazie etwas auszurichten, ebensowenig gegen den Bewegungsmangel der Menschen. Hier sind die Grenzen ihrer Möglichkeiten.

Solange eine gesunde Lebensführung und die Schaffung einer gesunden Umwelt nicht genügend beachtet werden, vermag keine Medizin die krankmachenden Faktoren auf Dauer unter Kontrolle zu bringen. Soweit aber unsere Kultur Möglichkeiten zur gesunden Lebensführung und zur Wiederherstellung einer intakten Umwelt bietet, muß jeder einzelne den Kampf um seine eigene Gesundheit aufnehmen und führen. Daher müssen die Gleichgültigkeit und die geradezu erschreckende Unwissenheit der Menschen unserer Zeit über die Ursachen der Krankheiten und die Möglichkeiten zu vorbeugenden Maßnahmen beseitigt werden.

* * *

Gesundheit ist erlernbar

Jeder Mensch, der einer Krankheit vorbeugen möchte, oder eine Erkrankung durchgemacht hat, deren Symptome durch medizinische Maßnahmen zunächst gebessert werden konnten, sollte seinen Lebensstil zur Gesundheitsrückgewinnung und zur Gesundheitsstabilisierung positiv - und ganz bewußt - ändern. Denn durch ein negativ verändertes Verhalten war es zu der Schädigung des Körpers gekommen, zu den Voraussetzungen für die Krankheit gekommen.

Es wird uns allen täglich klarer, daß auf dem Boden der jetzigen Wertvorstellungen unserer Gesellschaft Krankheiten geradezu vorprogrammiert werden, weil unser Leben heute viel zu viel krankmachende Faktoren enthält.

Der ständig wachsende Konsumzwang, das Erfolgsstreben, die "Befreiung" von körperlicher Anstrengung, die Über- und Fehlernährung mit denaturierten und konservierten Nahrungsmitteln, der chronische Streß und die Vergiftung unserer Umwelt, gehören zu den Faktoren, die uns immer kränker machen. Wenn wir in der Lage wären, hier etwas zu ändern, dann brauchte unser Gesundheitswesen nicht jährlich 200 Milliarden Mark - mit unaufhörlich steigender Tendenz - aufzuwenden.

Nachdem es der Medizin gelungen ist, die Haupttodesur-
sachen früherer Jahrzehnte zu überwinden, treten nun andere Krankheiten an ihre Stelle, die sogenannten Zivilisationskrankheiten. Zwar werden immer größere und technisch
perfektere Arztpraxen und Kliniken eröffnet, aber dies kann
nicht verhindern, daß immer mehr Menschen an chronischen,
degenerativen Erkrankungen leiden.

Vergleicht man die Zahl der jährlichen Verkehrstoten mit
den Todesfällen beispielsweise Diabetes mellitus, so zeigt
sich, daß beide 1968 noch gleich hoch waren. Das Risiko,
durch Diabetes zu sterben, war genau so groß wie ein töd-
licher Verkehrsunfall. Aber: Um die Anzahl der Verkehrstoten zu reduzieren, wurden die erforderlichen, erheblichen
Anstrengungen unternommen. In 10 Jahren ist es gelungen,
die Zahl der Verkehrstoten, trotz zunehmender Verkehrs-
dichte zu senken. Die Diabetes-Erkrankungen stiegen derweil
weiter an. Vergleichbar intensive Maßnahmen zur Vermei-
dung des Diabetes mellitus sind nicht bekannt. Dabei handelt
es sich bei der Zuckerkrankheit um eine fast ausnahmslos ernährungsbedingte Zivilisationskrankheit.

* * *

Durch ständig weiter zunehmende chronische Erkrankungen
verlieren zahllose Menschen ihr Glück. Nicht nur das: Durch
die hohen Kosten im Gesundheitswesen wird auch der gesam-

Zeichen der Zivilisation und die
durch sie verursachten Krankheiten

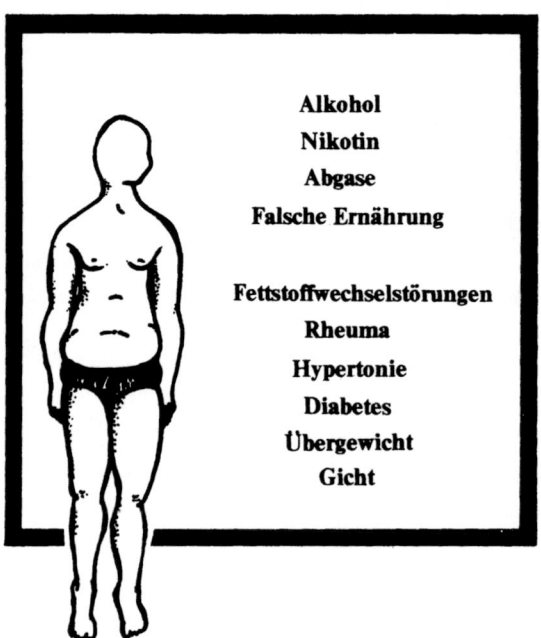

Alkohol

Nikotin

Abgase

Falsche Ernährung

Fettstoffwechselstörungen

Rheuma

Hypertonie

Diabetes

Übergewicht

Gicht

te Staat außerordentlich belastet, und unsere Wettbewerbsfähigkeit auf dem Weltmarkt wird schließlich stark beeinträchtigt.

Etwa 20 Millionen Bundesbürger, das ist ein Drittel der Bevölkerung, leiden an Rheumatismus. Durch die hohe Zahl der Krankmeldung und Frühinvaliditäten hat sie sich zur teuersten Volkskrankheit entwickelt. Und nur etwa 15 Prozent der Rheumatiker werden geheilt, 85 Prozent müssen bis an ihr Lebensende mit Schmerzen und körperlichen Einschränkungen leben.

Der menschliche Körper besteht aus Billionen von Zellen, von denen eine jede permanent ihre lebenswichtige Funktion ausübt. So verfügt der Mensch von Natur aus über genügend körpereigene Abwehrkräfte. Der menschliche Körper ist in der Lage, über 120 Jahre alt zu werden. Allerdings wird er in unserer Zivilisation ständig von Giften bombardiert. Um die häufigsten aufzuführen:

- unsere denaturierte Ernährung
- Umweltgifte wie z.B. Insektizide und
  Konservierungsmittel
- Abgase aus Autos, Fabriken und Kraftwerken,
  auch Sprays (!)
- Rauchen und Alkohol

Krebs bzw. eine Krebsgeschwulst kann entstehen, wenn eine dieser Billionen Zellen ‚entartet'. Diese Zelle hat sich permanent - jahraus, jahrein - gegen die Bombardierung mit Giften gewehrt. Im Zuge der Zellteilung werden aus einer entarteten Zelle dann zwei Zellen, aus zwei Zellen werden vier, aus vier werden acht aus acht werden sechzehn, aus sechzehn werden 32 usw. Es entsteht eine Krebsgeschwulst. Weil eine Zelle, die sich bis zuletzt gewehrt hat, kapitulierte.

Krankheit–
Symptom oder Ursache?

Die Mehrzahl aller Menschen in der heutigen Zeit befindet sich in keinem erfreulichen Gesundheitszustand. Fast jeder klagt über irgendwelche Beschwerden. Auch die gründlichsten Vorsorgeuntersuchungen - mit den bekannten diagnostischen Verfahren - können oft nichts Abnormes aufdecken und geben keinen Hinweis für die Ursachen. Demnach sind also die meisten Menschen ‚objektiv' nicht krank, aber subjektiv eben auch nicht gesund. Sie sind in einem Zustand zwischen Gesundheit und Krankheit, im Niemandsland des Krankheitsvorfeldes. Millionen von Menschen in diesem Zustand fühlen sich mangels Klarheit über ihre Beschwerden und mangels einer ursachenbezogenen Behandlung oft als Stiefkinder der modernen Medizin.

Der Grund liegt in der Diagnosestellung. Der Kranke wird heute mit beeindruckenden Maschinen und mit unglaublich kostspieligem Aufwand untersucht. Und doch findet man in 70 Prozent nichts, obwohl der Untersuchte Beschwerden hat und zweifellos krank ist. Von allen Krankheitsfällen werden mit Hilfe der herkömmlichen Untersuchungsmethoden nur 30 Prozent der tatsächlichen Ursachen gefunden. Dies sollte zu denken geben.

Dennoch werden seit Jahrzehnten immer die gleichen kostspieligen Untersuchungsmethoden angewendet - und bei Versagen mehrfach wiederholt, obwohl sie negativ bleiben. Selten werden Zweifel erhoben oder diese Methode in Frage gestellt. Dadurch expandieren die Kosten im Gesundheitswesen. Aus der Anamnese (Vorgeschichte) zahlreicher Patienten in meiner Praxis erfahre ich, daß sie bei den verschiedensten Fachärzten und/oder in klinischer Behandlung waren. Man hat sie untersucht, durchleuchtet, geröntgt, gespiegelt usw. und nichts gefunden. Auf meine Fragen, zu welchem Ergebnis man denn gekommen sei, ist die typische Antwort: "Man hat mich untersucht". - Da mit den herkömmlichen schulmedizinischen Untersuchungsmethoden nichts diagnostiziert wurde, schickte man den Patienten nach Hause. Weil nichts gefunden wurde, unterließ man andere Untersuchungsmethoden. Nicht selten geht so etwas über Jahre hinweg und der Patient hat weiterhin seine Beschwerden.

*

In lediglich etwa einem Drittel aller Fälle verläuft eine Untersuchung ‚positiv' d.h. man findet etwas, z.B. Gallenblasensteine oder Nierensteine, ein Magengeschwür oder im schlimmsten Fall eine Krebsgeschwulst. Hier ist man nun ganz sicher, eine Krankheit gefunden zu haben, nur weil eine Untersuchungsmethode nicht versagt hat. Das sind die sogenannten ‚schönen Fälle'. Man kann dem Kranken jetzt nahelegen, durch eine Operation oder andere Verfahren die Krankheit beseitigen zu lassen.

Hier beginnt der große Irrtum. Was man fand, war die Krankheit, aber keineswegs die Krankheits-*Ursache*. Bei Gallensteinen zeigen sich nämlich die Folgen einer falschen Ernährungsweise und eines gestörten Lebensrhythmus. Die Gallensteine entstanden in vielleicht 15 Jahren infolge einer verkehrten Ernährung. Ändert sich der Lebensstil des Kranken nicht, werden sich nach der Entfernung bald neue Steine bilden. Danach ist dann wieder eine operative Entfernung angezeigt. Es wurden - wie bei Nierensteinen - nicht die Ursachen behoben, sondern lediglich die Auswirkungen behandelt - oder es entstehen andere Störungen, in der Leber z.B. oder im Verdauungsapparat, was in etwa 80 Prozent aller operierten Fälle die Regel ist. In manchen Fällen bildet sich sogar eine Krebsgeschwulst.

Es ist ein Beweis unbegreiflicher Unwissenheit, wenn heute besonders junge Ärzte davon überzeugt sind, daß die medizinische Heilkunst die Krankheiten heile. Die eigentliche Heilung erfolgt bei fast allen Krankheiten und Verletzungen ausschließlich durch die Heilkräfte der Natur. Der Mediziner vermag die Heilungsvorgänge mit chemischen Medikamenten zwar zu beeinflussen und zu fördern, seine Maßnahmen beschränken sich aber in der Regel darauf, die Symptome zu behandeln und nicht deren Ursache.

Natürlich hat der Arzt in seinem Studium auch gelernt, sich die Augen und die Zunge seines Patienten und die Beschaffenheit der Haut und der Fingernägel anzusehen, die zur Diagnoseerhebung sehr nützlich sind. Aber derartige Hinweiszeichen werden verdrängt durch die Apparatemedizin und den Mangel an Zeit: der Arzt verläßt sich in der täglichen Praxis auf die Angaben der Arzneimittelindustrie. Der Arzt hat es gelernt Symptome zu behandeln, jedoch nicht deren Ursachen.

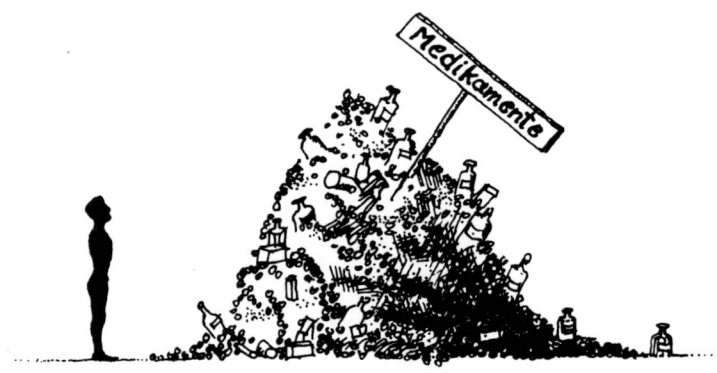

In der Bundesrepublik Deutschland sind rund 70 000 industriell hergestellte Arzneimittel im Handel. Der Arzneimittelmarkt ist längst auch für den Arzt unüberschaubar geworden. Die Weltgesundheitsorganisation hält nur etwas mehr als 200 Medikamente für wesentlich.

Eine Medikamentenschachtel ist meist schnell bei der Hand, trotz bekannter schädlicher Nebenwirkungen auf Leber, Nieren und Blutbild. Mißbrauch und Suchtgefahr kommen hinzu. Die deutsche Hauptstelle gegen Suchtgefahren schätzt die Zahl der Medikamentenabhängigen auf über eine halbe Million Menschen in der Bundesrepublik.

Im Oktober 1984 kam eine 46jährige Patientin in meine Praxis. Sie gab an, seit sieben Jahren an Migräneanfällen zu leiden, zeitweise begleitet von ärgsten Bewußtseinsstörungen, Augenflimmern, Übelkeit und Erbrechen. Diese Anfälle traten zwei- bis dreimal in der Woche auf. Hinzu kamen seit zwei Jahren Angstzustände und Depressionen und seit ca. zehn Jahren Stuhlverstopfung. Sieben Jahre lang nahm die Patientin regelmäßig abends ein Zäpfchen stärkster Art in der Hoffnung, am Morgen schmerzfrei zu sein. Täglich nahm sie zusätzlich 3 - 4 Schmerztabletten, auch an den schmerzfreien Tagen — aus Angst vor dem nächsten Anfall -, zusätzlich abends noch eine Schlaftablette und Abführmittel. Sie war ständig in ärztlicher Behandlung, da sie ja auch immer wieder Rezepte für die Medikamente benötigte. Noch fünf Monate vor meiner Behandlung war die Patientin in einer neurologischen Klinik zur stationären Behandlung. Nach gründlichsten Untersuchungen wie Röntgen, EEG, Computer-Tomographie etc. fand man keinen Auslösefaktor für ihre Beschwerden. In der Klinik versuchte man, sie von den Zäpfchen und dem Arzneimittelmißbrauch abzubringen. Ohne Erfolg. Die Anfälle häuften sich. Sie wurde schließlich aus der Klinik entlassen. Die Ärzte trösteten die Patientin damit, daß ihre Beschwerden nach dem Klimakterium abklingen würden.

In der ersten Woche meiner Behandlung nahm die Frau an jedem 2. Tag ein Zäpfchen, sie hatte auch in dieser Zeit noch einen Migräneanfall. Ab der zweiten Woche war die Frau beschwerdefrei und hatte keinen Migräneanfall mehr. Ich habe diese Patientin mit einer tiefgreifenden Darmreinigung behandelt. Ihr gesamter Körper wurde über Darm, Niere, Haut und Atmung entgiftet. Sie hat seitdem auch ohne Abführmittel regelmäßigen Stuhlgang, schläft ohne Tabletten und hat keine Verstimmung mehr. Die Ursache der Erkrankung lag also im Darm. Nur hatte man dem Darm keine Beachtung geschenkt.

Bei Behandlungsbeginn wog diese Patientin 59 Kilo. In den ersten drei Wochen hatte sie eine dunkle bis grüne Stuhlentleerung. Während des Fastens schied sie wesentlich mehr an giftigem und übelriechendem Kot aus als sie an Nahrungsmitteln zu sich nahm. Die Übelkeit ließ allmählich nach, ebenso die Schmerzintensität, und die Intervalle der Anfälle vergrößerten sich. Auch die anderen Beschwerden wie Schlaflosigkeit, Depressionen und Angstzustände erwiesen sich als symptomatisch und verschwanden mit der Gesundung der Patientin ebenso.

* * *

Ohne Medikamente geht es auch

Man könnte eine Vielzahl von Medikamenten gegen hohen Blutdruck, Magen-, Gallebeschwerden usw. absetzen und durch eine Reinigung unseres Verdauungsapparates und eine anschließende vernünftige Eß- und Ernährungsweise ersetzen. Letztlich wirken auch alle Medikamente nur symptomatisch, bei Absetzen treten die Beschwerden wieder auf. Dennoch wird es immer Patienten geben, denen es einfacher erscheint, eine Tablette einzunehmen, sich hinzusetzen und abzuwarten, bis sich etwas tut.

Unter allen Rheumamitteln, die als "Antirheumatika" bezeichnet werden, existiert auch nicht ein einziges Mittel, das in der Tat wirklich die Ursachen dieser Krankheit bekämpft. Diese Rheumamittel wirken höchstens entzündungshemmend oder schmerzlindernd. Sie mögen zwar Bewegungseinschränkungen und Verkrüppelungen verzögern, sind aber nicht in der Lage, diese Krankheit zu heilen. Sie wirken also auch wieder nur rein symptomatisch. Je stärker das Medikament ist, um so unangenehmer und gefährlicher sind aber die Nebenwirkungen.

Rheuma ist in den entwickelten Ländern die Volkskrankheit Nummer Eins. Weltweit wird die Zahl der Rheumatiker auf

zwei Milliarden Menschen geschätzt. In der Bundesrepublik
sind es etwa zwei Millionen. Es gibt verschiedene Arten von
Rheumatismus, z.B.

Weichteilrheumatismus
Gelenkrheumatismus wie Arthrose
Verschleißerscheinungen der Wirbelsäule
Spondylitis
Polyarthritis
Osteochondrose

um nur einige zu nennen. Diese Arten fallen alle unter den
Begriff "Rheumatischer Symptomenkomplex".

Faßt man den gesamten Komplex zusammen, erhöht sich
die Zahl der Rheumatiker in der Bundesrepublik auf 20
Millionen. Das bedeutet, jeder dritte Bundesbürger ist Rheumatiker. Mit Recht wird diese Krankheit als teuerste Volks-
seuche bezeichnet. Der Kostenaufwand hierfür beträgt
pro Jahr in der BRD über 45 Milliarden DM.

Rheuma heißt ein fließender, ziehender Schmerz, der die Wirbelsäule, die Muskulatur oder die Gliedmaßen befällt. Oft
werden die Schmerzen unerträglich, es kommt zu Gelenk-
versteifungen und Verkrüppelungen. Nicht nur Gelenke
werden von dieser Krankheit befallen, auch Organe wie
z.B. Herz, Milz, Augen und Lymphdrüsen. Kinder können

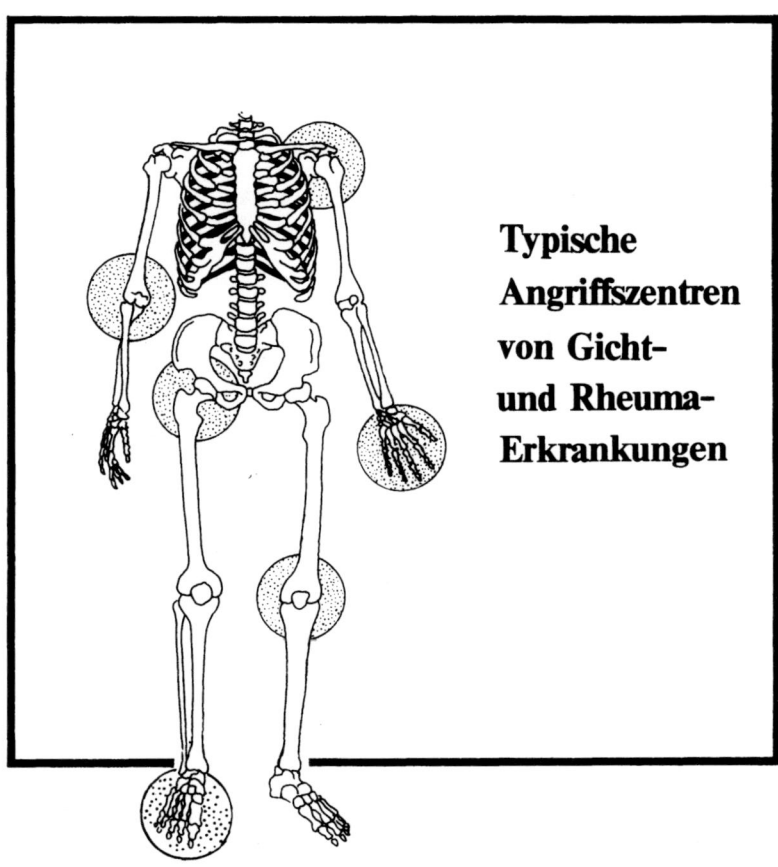

Typische Angriffszentren von Gicht- und Rheuma- Erkrankungen

an rheumatischem Fieber erkranken, wobei über 10% an den Folgeerscheinungen sterben.

Wie schon erwähnt, scheint die medikamentöse Behandlung äußerst problematisch. Die meisten Medikamente verursachen erhebliche Nebenwirkungen. Weil die Rheumabehand-

lung mit chemischen Medikamenten nicht ohne Nebenwir-
kung verläuft, hat das Bundesgesundheitsamt mit Wirkung
ab 1.1.85 die Zulassung von 32 Rheumamitteln die jeweils
mehrere Wirkstoffe enthielten, wegen unvertretbarer Risiken
widerrufen. Der Grund für die Widerrufung der Zulassung
war u.a., daß die Anwendung verstärkt zu Magenblutungen
und Magengeschwüren führt. Man sucht nun nach Alterna-
tiven.

Seit vielen Jahren ist aber bekannt, daß es sich bei den Erkrankungen des "Rheumatischen Formenkreises" überwie-
gend um eine ernährungsbedingte Zivilisationskrankheit
handelt. Jeder Übergewichtige sollte allein schon deswegen
sein Gewicht reduzieren, damit seine Gelenke entlastet werden und dadurch dem Verschleiß entgegengewirkt wird.

Ähnlich wie bei der Gicht, bei der harnpflichtige Stoffe
nicht ausgeschieden werden und sich in den Gelenken festsetzen - handelt es sich beim Rheuma um eine Erkrankung
in der Folge unseres veränderten Ernährungsverhaltens, das
die Entgiftung des Körpers durch die normalen Vorgänge
in Darm, Niere, Haut, Atmung nicht zuläßt.

* * *

Krank durch
falsche Ernährung

Zwei Drittel der Bevölkerung haben Beschwerden: Gicht, Diabetes, Leber-, Nieren- und Gallenbeschwerden, Übergewicht, chronische Verstopfung, Bluthochdruck, Herz- und Kreislaufbeschwerden.

Durch gezielte Diät und die Korrektur falscher Eßgewohnheiten könnte vielen Krankheiten mit ihren schwerwiegenden Folgen entgegengewirkt werden.

Um das Übergewicht wirklich zu reduzieren, bedarf es der Mäßigkeit.Unter Mäßigkeit ist in erster Linie das Einhalten des richtigen Maßes zu verstehen, dann die Regelmäßigkeit und dann der Verzicht auf alle schädlichen und für den Körper ungeeigneten Speisen und Getränke. Das Umdenken und das Besinnen auf ein vernünftiges Eßverhalten ist die einzige Garantie für eine dauerhafte Gewichtsreduktion.

Da allerdings nur wenige Menschen bereit sind zu fasten, wurde in den letzten Jahren mit großem Werbeaufwand sogenannte ‚Schlankheitskost', d.h. Eiweißpräparate als Nahrungsersatz, auf den Markt gebracht. Der Jahresumsatz von Müsli, Vanille-Pulver, Kautabletten, Granulaten usw.

die alleine in den Apotheken verkauft werden, beläuft sich etwa auf 50 Millionen Mark. Da diese Produkte auch in den Drogerien und Supermärkten verkauft werden, ist anzunehmen, daß die Zahl vervierfacht werden kann.

Mehr als 8 Millionen Packungen ‚Schlankheitstabletten' werden jedes Jahr in der BRD verkauft. Dies entspricht einem Umsatz von über 65 Millionen DM. Das zeigt, daß viele Dicke in der unerfüllten Hoffnung leben, mit einer Zauberpille abzunehmen, ohne ihre Eßgewohnheiten ändern zu müssen. Die meisten Appetitzügler zielen darauf ab, auf chemische Art und Weise den Grundumsatz anzuheben. Obwohl hinreichend bekannt ist, daß diese Medikamente gefährliche Nebenwirkungen haben, hält die pharmazeutische Industrie diese Appetitzügler für unentbehrlich. Ich möchte sogar behaupten, daß diese Art von medikamentöser Gewichtsreduktion absolut kontraindiziert ist. Bei dieser gefährlichen Therapie waren immer wieder Herz-, Kreislauf-, Leber- und schwere Nierenfunktionsstörungen zu beobachten.

*

Ein anderes Extrem: das totale Fasten, die sogenannte Nulldiät, wird in einigen Krankenhäusern - stationär bei einem Tagessatz von 150 bis 200 DM - durchgeführt. Wenn ein Patient ein Kilo abgenommen hat, kann dieses Kilo bis zu 600 DM kosten. Von den Millionenumsätzen der privaten Fastenkliniken ganz zu schweigen.

Vielleicht von einem Viertel dessen, was die meisten Menschen essen, leben sie, von den restlichen drei Vierteln leben die Ärzte.

Die Gesundheit läßt sich nicht erkaufen. Auch nicht mit den teuersten Medikamenten.

Der Mißbrauch von Abführmitteln - 40 Millionen jährlich in der Bundesrepublik verkaufte Packungen! - führt zum umsatzträchtigsten Verkaufsgebiet der Arzneimittelindustrie. In meiner fast 20jährigen Praxiserfahrung mußte ich immer wieder feststellen, daß mehr als die Hälfte aller Patienten ständig Abführmittel einnahm, manche schon über 30 Jahre. Kein Wunder, daß der Darm träge, schlaff und arbeitsunwillig wird. Mit jedem eingenommenen Abführmittel wird der Darm nur noch träger, denn es arbeitet nicht er, sondern das Abführmittel. Jedes eingenommene Abführmittel ist ein Peitschenschlag für den Darm. Dabei spielt es keine Rolle, ob man ein mildes natürliches Abführmittel nimmt, oder ein drastisch chemisches. Schließlich ist es egal, ob man den Darm mit einer feinen Nylonpeitsche behandelt oder mit einer Lederpeitsche. Peitsche bleibt Peitsche.

Nicht selten kommt es vor, daß Patienten trotz täglicher Einnahme von 4 bis 6 Abführtabletten nur alle 10 bis 14 Tage Stuhlgang haben. Das sind in den meisten Fällen solche

Menschen, die so verschlackt sind, daß ihnen ihre Selbstvergiftung schon im Gesicht geschrieben steht. Ihre Haut-
farbe ist oft grau, ja sogar schmutzig-grau und bräunlich-
fleckig, die Spannkraft der Haut ist atrophiert (welk und
müde aussehend).

Der Schweizer Physiologe Albrecht von Haller schrieb schon
im Jahre 1765 über die Verstopfung: "Es wird fauliges Wasser von den Faeces (vom Stuhl) resorbiert, das das Blut mit
ranzigen Substanzen füllt, die Fieber, Blutung, Auszehrung
und Krankheit erzeugen".

In der Tat ist Trägheit des Dünndarms, unseres wichtigsten
Verdauungsabschnittes, ein weitverbreitetes und folgenschwe-
res Übel. Die Gifte im Darm sind in ihrer Toxidität ähnlich
giftig wie Leichengifte. Die meisten Menschen überfordern
heute ihren Verdauungsapparat dermaßen, daß der Darm
schließlich mehr Abfall als Nährstoffe produziert, genauer
gesagt: Substanzen, deren toxische und kanzerogene Eigenschaften erwiesen sind.

*

Die Angst vor Krebs ist weit verbreitet. Die Bereitschaft
zur Vorbeugung leider viel weniger. Wir müssen uns davor
hüten, uns den Krebs regelrecht ‚anzufressen'. Das ist übri-
gens ein Problem, das auch die Dünnen angeht, die Unterge-

wichtigen. Denn sie sind mitunter noch schlimmer darmkrank als die Übergewichtigen. Die Untergewichtigen haben im allgemeinen einen solch schlechten Darmzustand, daß der Darm nicht einmal mehr in der Lage ist, etwas aus dem zu machen, was ihm angeboten wird.

> **Vielesserei macht den Menschen nicht stark und gesund, sondern krank und häßlich und läßt ihn vorzeitig alt werden. Unsere Ernährungs- und Lebensweise bestimmt unseren Gesundheitszustand.**

Wer gesättigt ist und auch diejenigen, die einen geregelten Stuhlgang haben, interessieren sich meist herzlich wenig für die Abläufe in ihrem Darm. Sie übersehen großzügig, daß es sehr viel ausmacht, welche Nahrung sie zu sich nehmen und wieviel sie in ihre Eingeweide hineinstopfen.

Die meisten Menschen essen zu schnell, zu viel und zu oft. Wer schnell ißt, hat bald wieder Hunger. Weil er bald wieder Hunger verspürt, ißt er öfter und demnach zu viel. Der Darm braucht rund 3 bis 4 Stunden, um das, was ihm zugeführt wird, in die einzelnen Bausteine zu zerlegen und diese dem Körper nutzbar zu machen. In dieser bio-chemischen Fabrik wird soviel umgewandelt, aufgespalten, in seine einzelnen Bestandteile zerlegt, in verbrennungs- und ausscheidungspflichtige Stoffe unterschieden, daß diese phantastische Leistung des Darmes viel zu wenig honoriert wird. Nach getaner Arbeit braucht der Dünndarm etwas Zeit, um sich zu putzen, sich zu säubern, und anschließend sollte man ihm doch eine halbe Stunde Pause gönnen, bevor man wieder das nächste Essen in ihn hineinstopft.

Jeder sollte nach anstrengender Tätigkeit eine Pause machen. Von unserer Verdauung aber, die wir täglich weit über Gebühr belasten, fordern wir jahraus jahrein, Tag und Nacht, Höchstleistungen. Kein Wunder, daß bei der verbreiteten Fehlverdauung Fäulnis und Gärungsstoffe entstehen, die über die Körpersäfte zu den Organen gelangen und dort Wegbereiter der verschiedensten Krankheiten sind. Wir brauchen krebserzeugende Substanzen gar nicht mit der Nahrung aufzunehmen, sie entwickeln sich von selbst im Darm. Der Stuhlgang ist kein Produkt unserer aufgenommenen Nahrung sondern vielmehr ein Produkt unseres Körpers.

* * *

Gesund
durch Fasten

Bei unserem Fehlverhalten kommt es zu einer Selbstvergiftung und zwangsläufig zu einem erhöhten Risiko von Organschäden und Krebs. Am meisten wird natürlich der Darm selbst in Mitleidenschaft gezogen. Die Erkrankungen an Dünn- und Dickdarmkrebs nehmen in den zivilisierten Ländern nicht grundlos in solch einem beängstigenden Ausmaß zu. Und da es sich um körpereigene Gifte handelt, ist naturgemäß auch unser Hauptentgiftungsorgan, die Leber, schwer in Mitleidenschaft gezogen. Kaum weniger gefährlich sind die Auswirkungen auf Herz und Nieren, und nicht zuletzt auf das Nervenkostüm und damit auch auf das Gemüt.

Schon Nobelpreisträger Wagner von Jauregg fand, daß Darmreinigung oft ausreicht, um so manchem Menschen den Weg ins Irrenhaus zu ersparen. Nie hat es so viele Menschen, die an Depressionen leiden, gegeben wie heute, ein großes Heer von Nervenkranken.

Die Verstopfung macht depressiv. Die Depressionen machen Verstopfung. Somit entsteht ein Teufelskreis, der nur gebrochen werden kann durch eine ursachenbehebende Therapie. Also nicht mit Abführmitteln, sondern mit einer tiefgreifenden Darmreinigung. Viele bekannte Psychiater behaupten, daß die Schizophrenie wahrscheinlich eine Stoffwechselkrankheit ist.

In einem Altersheim beobachtete ich, daß eine ältere Dame von 63 Jahren ein unleidliches und aggressives Verhalten zeigte, wenn sie tagelang keinen Stuhlgang hatte. Sie war zwei Jahre wegen ihrer Bewußtseinsspaltung (Schizophrenie) in einer neurologischen Klinik behandelt worden und nach Besserung anschließend in dieses Altersheim eingewiesen worden. Aufgrund ihrer Krankheit hatte sie einen Vormund, ihre Wohnung war aufgelöst worden und folgedessen kam sie in das Altersheim. Anhand meiner Beobachtung habe ich ihr etwas verordnet, um Stauungen im Pfortaderkreislauf zu beheben und die Verdauungssäfte anzuregen. Seitdem hatte sie regelmäßigen Stuhlgang. Nach einiger Zeit war sie bei allen Mitbewohnern beliebt und hatte ihr seelisches Gleichgewicht wiedergewonnen.

*

Heute ist niemand so ernährt und so gesund wie er sein könnte, wenn er seinen Verdauungsapparat in Ordnung hätte. Der Verdauungsapparat ist bereits mehr oder weniger geschädigt und verschlackt. Durch die Ernährungsfehler, die Degeneration der Darmschleimhäute, mangelnde Motorik des Darmes (mit großen Mengen Zersetzungsstoffen in Folge von Kotansammlungen, die viele Kilos an Gewicht ausmachen), tragen viele Menschen eine Zeitbombe in sich und bewegen sich in die sogenannten Zivilisationskrankheiten.

Sie füllen die Ärztewartezimmer. Ihre Beschwerden sind Sodbrennen, Magendruck, Nervosität, Bauch-, Kreuz- und Kopfschmerzen, Stuhlverstopfung, chronische Müdigkeit usw. Sie wissen dabei meist nicht, daß dies die ersten Hinweise auf eine ernstzunehmende Krankheit sind. Da sie der Meinung sind, es handele sich dabei nur um eine vorübergehende Unpäßlichkeit, stopfen sie ihre Eingeweide weiterhin voll: mit Kaffee, Kuchen, fettem Essen, Alkohol und Zucker. Sie befinden sich schnell mit ihren Blähbäuchen im Krankheitsvorfeld. Verspürt werden nur die Fernsymptome, an den schuldtragenden Dünndarm wird so gut wie nie gedacht.

Ich kann mich gut erinnern, daß wir als Kinder, wenn wir krank waren, nur Tee und Zwieback bekamen, auch wenn der Appetit größer war. Heute werden auch kranken Kindern Eis, Fritten und Hamburger hineingestopft. Niemand denkt auch nur annähernd daran, den Verdauungsapparat einmal zu schonen.

Aus den oben genannten Beschwerden werden eines Tages die Zivilisationskrankheiten Rheumatismus, Angina pectoris, Magen- und Darmkrankheiten, Arterienverkalkung, hoher Blutdruck, Krebs etc.

Unter Ernährung verstehen die meisten Menschen die Summe aller genossenen Speisen. Deren Gehalt messen sie in Kalorien, Vitaminen, Mineralstoffen und ähnlichem. Sie übersehen, daß wir uns nicht von dem ernähren, was - wie auch immer zubereitet - wir zu uns nehmen. Wir ernähren uns ausschließlich von dem, was der Verdauungsapparat, die Gemeinschaftsküche aller unserer Körperzellen, entsprechend seiner Verfassung und Funktion aus der genossenen Nahrung aufzubereiten und aufzunehmen vermag. Unsere heutigen Nahrungsmittel sind weitgehend durch chemische Analysen erforscht. Die komplizierten Abläufe und Vorgänge im Bereich des Verdauungsapparates und erst recht ihre Fernwirkungen sind nicht annähernd so erforscht.

Es ist typisch, daß sich ein Ausdruck wie ‚Nahrungsmittel' als gebräuchliche Bezeichnung für unsere Speisen und Getränke durchsetzen kann. Das liegt sicher daran, daß man die heutige Ernährung mit ihren Konservierungsstoffen, Spritzmitteln und in ihrer denaturierten Aufzucht nicht mehr mit ‚Lebensmittel' bezeichnen möchte.

Und durch das Überangebot ernähren sich heute die meisten Menschen nicht mehr von wirklich lebensnotwendigen Lebensmitteln, sondern nur noch von Nahrungs- und Genußmitteln.

* * *

Ich selbst hatte vor 12 Jahren noch ein beträchtliches Übergewicht, ich wog nahezu zwei Zentner. Bei aus den Nähten
platzender Hose bereiteten mir körperliche Anstrengungen
wie Sport, selbst Spaziergänge, aber auch das Autofahren
kein Vergnügen. Zu dieser Zeit fuhr ich morgens 30 km zum
Dienst und abends wieder zurück. Beim Autofahren,
besonders morgens, war es mir nicht möglich, 10 Minuten
im Auto zu sitzen, ohne mir den Hosenbund zu öffnen.
Wegen meines aufgeblähten Leibes nahm ich täglich
Entblähungstabletten, die allerdings nicht halfen. Wenige
Jahre zuvor hatte ich geheiratet. Meine Frau beköstigte mich
mit guter Hausmannskost. Was an gut Gekochtem eigentlich
übrig war, wurde natürlich nicht weggeworfen, sondern von
mir noch zusätzlich gegessen. Liebe geht bekanntlich durch
den Magen. Wochentags nahm ich im Dienst Kantinenessen
zu mir. Verführerisch wie so eine Einrichtung sein kann, bot
die Kantine zwischen den Hauptmahlzeiten vormittags und
nachmittags zusätzlich noch Kaffee und Kuchen für den
Sanitätsbereich und auf der Station an. In kurzer Zeit hatte
ich mir einen beträchtlichen Bauch angefuttert. Hinzu kamen
die abendlichen ‚Bierchen' und das ‚Naschen' beim Fern-
sehen.

Durch diese Zuvielesserei war ich in wenigen Jahren, entgegen meiner früheren Konstitution, träge und dickleibig geworden. Heute weiß ich, warum das nicht lange gutgehen
konnte. Es stellten sich damals bald Beschwerden ein. Wie
schon erwähnt, hatte ich einen fürchterlichen Blähbauch,
oft mit Bauchschmerzen. Durch meine veränderte körperliche Haltung hatte ich häufig Rückenschmerzen. Außerdem

Atemnot, die wegen der Fülle im Leib auf einen Zwerchfellhochstand schließen ließ. Ich war äußerst unkonzentriert,
oft müde und gereizt und litt unter Kopfschmerzen.

Heute weiß ich, daß dies nur die Fernsymptome waren.
Meine Beschwerden wurden bald stärker und ich merkte,
daß mein Blutdruck auf 170/100 anstieg. Es hatte sich bei
mir eine starke Eßsucht entwickelt. Kam ich einmal nicht
zu den häufigen Mahlzeiten, entwickelte sich mein Hunger
so extrem, daß es mir übel wurde. Schwindelgefühle stellten
sich ein. Mein diabetischer Stoffwechsel war völlig durchein-
ander. - Ich ließ mich untersuchen. Mein Leib war übermä-
ßig groß, der Dünndarm träge, zu voll, mit Gasbildung ge-
bläht. Die Leber war vergrößert und schmerzte bei Druck.

Die Gegend der Gallenblase und des Zwölffingerdarms
war druckempfindlich, die Bauchdecke darüber gespannt.
Der Darm war katarrhalisch, entzündet, spastisch und druckempfindlich.

Der Darm hatte nicht mehr die Fähigkeit, sich selbst zu reinigen und die Zellreinigungsprodukte vom Blut her zu über-
nehmen und auszuscheiden. Zweifelsfrei war die Zuviel-
Esserei die Ursache für alle meine Beschwerden. Ich hatte
meinen Darm überfordert. - Welches Medikament hätte hierbei einen dauerhaften Erfolg gebracht? Eines allein ohnehin
nicht, ich hätte mindestens sechserlei Medikamente schlucken
müssen, mit allen Nebenwirkungen wie vorher schon erwähnt.

Zu dieser Zeit beschäftigte ich mich mit den Arbeiten des

österreichischen Facharztes für Darmkrankheiten Dr.F.X. Mayr, der in Jahren des Forschens und mit seiner tausendfachen Erfahrung herausfand, welche gesetzmäßige Veränderungen bei seinen Patienten während der Behandlung mit Heilfasten sichtbar wurden. In seinem Werk *Fundamente zur Diagnostik der Verdauungskrankheiten* fand ich zum erstenmal nicht nur die Diagnostik der Krankheiten, sondern zum erstenmal die Diagnostik der Gesundheit und das System von Maßen und Kriterien, das uns eine verläßliche Aussage darüber erlaubt, wie weit sich der einzelne, so auch ich, in seinem Zustand von der Ideal-Norm entfernt hat. Dieses System ist das Ergebnis der Lebensart eines naturnahen und schöpferischen Arztes. Es gelang ihm in jahrzehntelanger Forschung, ein Mosaik des idealgesunden Menschen zu formen. Es bedarf zu der Verwirklichung keiner Apparate und Laboratorien, es geht im besten Sinne des Wortes natürlich, biologisch und lebensnah.

Ich begann sofort zu fasten. Mein Gewicht konnte ich auf 76 Kilo reduzieren. Ich habe meinen Darm geschont, was in keiner Weise etwa mit schrecklichen Hungerqualen verbunden war. Nur: Ich war bereits nach erstaunlich kleinen Portionen nachhaltig gesättigt. Ferner habe ich meinen Darm auf bessere Leistung geschult, indem ich durch wesentlich langsameres Kauen und durch Einspeicheln eines jeden Bissens dem Verdauungsapparat die Möglichkeit gab, das Minimum der Nahrung voll auszunutzen. Parallel dazu habe ich meinen Verdauungsapparat gereinigt, indem ich ihn und gleichzeitig meinen gesamten Organismus von gefährlichen Zersetzungsstoffen befreit habe, die die Gesundheit stetig und nachhaltig

belasten. Hierdurch hat sich nicht nur meine allgemeine körperliche Verfassung gebessert, was krankheitsverhütend wirkt,
auch meine chronische Müdigkeit und meine ständigen Beschwerden waren nach 3 Wochen verschwunden.

Die erstaunliche Vielseitigkeit dieser Heilmethode erklärt
sich daraus, daß das Wurzelsystem der ‚Pflanze Mensch‘ behandelt wird. Die wenigsten Menschen sind heute so gesund,
wie sie sein könnten, wenn ihr Verdauungsapparat vollkommen in Ordnung wäre. Für den Gesundheitszustand des Menschen ist der Verdauungsapparat genau so wichtig, wie die
Wurzel für den Zustand einer Pflanze. Diese Regenerations-
Kur als ein natürliches Heilverfahren bewirkt, daß über die
Reinigung der Verdauungsorgane und die Entschlackung
eine Gesundung und Erneuerung des gesamten Menschen
erfolgt.

* * *

Der Darm:
ein lebenswichtiges Organ

Man kann sagen, daß jeder zweite Mensch in unserem Land durch falsche Ernährung ums Leben kommt. Diese Zahl ist um ein Vielfaches größer als die Zahl der Verkehrstoten. Doch wen schockiert dies? Etwa die Selbstmörder mit Messer und Gabel, die jede Mahlzeit als eine gewonnene Schlacht feiern, während in ihrem Magen und Darm das Sterben umgeht? Ahnen sie überhaupt, was da in ihrer Mundhöhle, in ihrem Magen und in ihrem Darm - alles für Präzisionsarbeit geschaffen - geleistet werden muß? Eine katastrophale *Innen*weltverschmutzung des modernen Menschen und ihre fatalen Folgen machen deutlich, daß die Verdauungsstraße der meisten Menschen dringend gesäubert werden müßte. Abgelagerte Rückstände und Schlacken verschmutzen Magen und Darm, führen zu Entzündungen und werden zu gefährlichen Giftherden für den Organismus. Darmkrebs ist bei Frauen bereits häufiger als Brustkrebs. An Darmkrebs sterben mehr Männer als an Prostatakrebs. Die Zahl der Darmkrebsopfer hat sich in den letzten zwanzig Jahren bereits verdoppelt.

Aber wer nimmt das tragisch, wer rührt sich, wer tut etwas dagegen? Jeder geht zur Tagesordnung über, nachdem wir wieder von jemandem gehört haben, der an Krebs gestorben ist, oder nachdem wir jemanden aus dem Bekannten- oder Familienkreis begraben haben. Die Völlerei geht gleich danach schon beim Beerdigungsschmaus in unveränderter Weise weiter.

Ein kranker Verdauungsapparat läßt den Menschen vorzeitig altern und beraubt ihn seiner Kraftreserven. Alleine deshalb sollten wir uns einmal Gedanken um unsere lebenswichtigen Organe machen, die von den meisten Menschen Tag und Nacht über Gebühr belastet werden.

Die Straße unserer Verdauung ist eine breite Hauptstraße, die den ganzen Körper durchzieht. An ihren Seiten liegen die wichtigsten Industrie- und Chemielaboratorien, die zu unseren Diensten arbeiten. Ein Millionenheer von Rund-um-die-Uhr-Arbeitern ist hier für uns tätig. Daß diese Arbeiter auch protestieren und streiken, erfahren immer mehr Menschen, die ihren Verdauungsapparat ,mit Füßen treten'. Die sechs Streckenabschnitte, die die Straße unserer Verdauung unterteilen sind:

> die Mundhöhle
> der Rachen oder Schlund
> die Speiseröhre
> der Magen
> der Dünndarm
> der Dickdarm

Hat ein Nahrungsmittel die Mundhöhle abwärts verlassen, so wird es auf diesem Straßennetz weitertransportiert, mit

Der Verdauungsapparat
in schematischer Darstellung

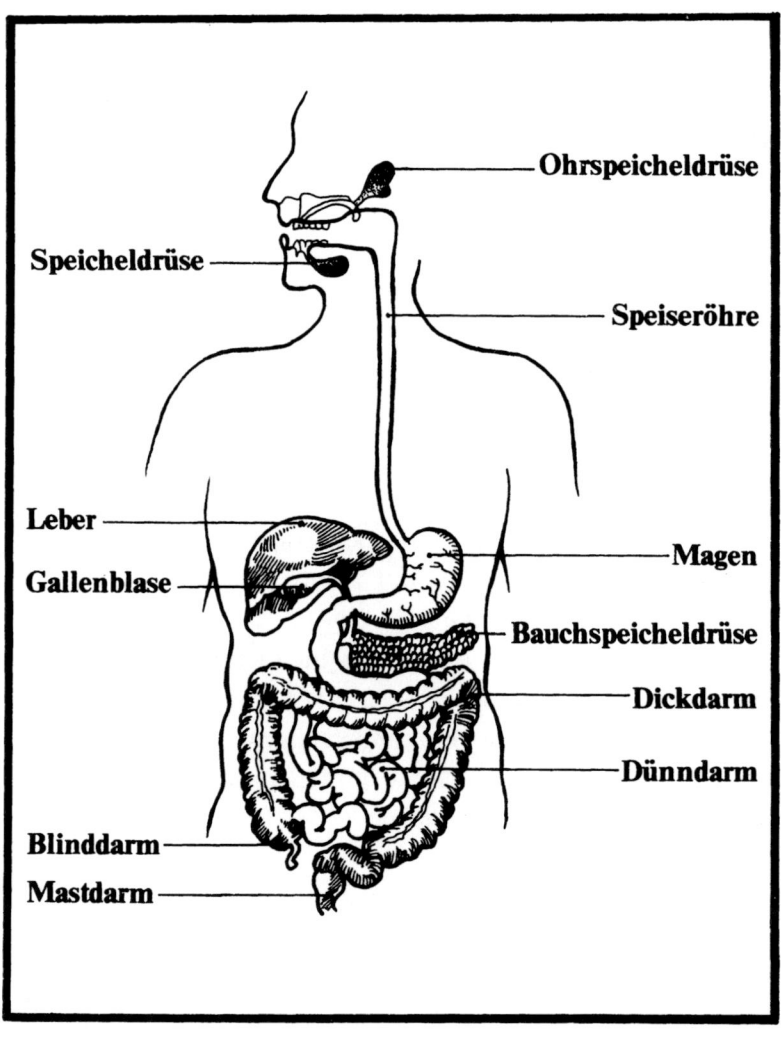

Ohrspeicheldrüse

Speicheldrüse

Speiseröhre

Leber

Magen

Gallenblase

Bauchspeicheldrüse

Dickdarm

Dünndarm

Blinddarm

Mastdarm

all seinen physikalischen und chemischen Veränderungen der Speisen, ohne daß wir uns darum kümmern müssen. Eine wahrhaft phantastische Leistung.

Aber für den Zustand dieser Straße der Verdauung sind wir alleine verantwortlich.

Die Verdauungsstraße beginnt mit den Lippen. Unsere Nahrung betritt unmittelbar hinter der Einfahrt das Revier der Zähne. Die Zähne sind Spezialwerkzeuge zum Schneiden und Zermahlen der Nahrung.

Doch sie wackeln in morsch gewordenen Fundamenten. Von hundert Schulanfängern haben nur noch drei ein gutes Gebiß. Jeder zweite Erwachsene hat Paradontose.

Jeder Handwerker und jeder Industriearbeiter kann bestätigen, daß es unmöglich ist, mit zerbrochenen und beschädigten Werkzeugen irgendeine Qualitätsarbeit zu leisten. Doch bei den Zähnen halten es viele für möglich. Sie erwarten, daß die hochspezialisierte Arbeit der Verdauung präzise und vollwertig auch von kranken Zähnen eingeleitet werden kann. Das ist aber unmöglich. Daher sollten wir uns regelmäßig von unserem Zahnarzt beraten lassen.

Aus Drüsen sprudeln in die Mundhöhle täglich ein bis zwei Liter Speichel. Dieser Speichel ist für den Abtransport der Speisen in das Innere ebenso wichtig wie für eine erste Aufspaltung bestimmter Nahrungsmittel. Durch den 12 Zentimeter langen Schlund gelangt die Nahrung weiter in die 24 - 30 Zentimeter lange Speiseröhre und auf dieser Straße in den Magen.

Machen wir uns jetzt auf eine Dimension gefaßt, die den Rahmen unserer Vorstellung sprengt. Die wenigsten von uns wissen, daß in unserem Magen fünfunddreißig Millionen Mikrolaboratorien für uns arbeiten. So viele winzige Drüsen in den Wänden unseres Magens produzieren täglich 2 Liter chemische Speziallösungen, die für unsere optimale Verdauung notwendig sind. Unter anderem Magensäure, die so ätzend ist, daß sie ein Loch in einen Teppich brennen könnte.

Tag und Nacht wacht ein Pförtner am Grenzübergang vom Magen zum Darm. Er läßt nur schubweise bestimmte Mengen Nahrung in den Dünndarm hineinfahren.

Das erste Teilstück des Darmes, in Form eines Hufeisens, ist der Zwölffingerdarm. In ihn münden die Straßen von Leber und Bauchspeicheldrüse, auf denen unermüdlich Galle- und Bauchspeicheldrüsensäfte transportiert werden.

Alles was wir mit der Nahrung aufnehmen, wird bei der Verdauung in seine Grundbausteine zerlegt und umgebaut. So werden z.b. bei der Verdauung fünfzigtausend bis hunderttausend verschiedene Eiweiße aufgebaut. Jedes für einen bestimmten Zweck unserer hochspezialisierten Organmotoren.

Auf der Straße Dünndarm sehen unsere aufgenommenen Speisen infolge des dauernden Einspülens von Verdauungssäften wie eine dünne Einheitssuppe aus. Vier Millionen Hochleistungspumpen filtrieren aus dieser Suppe alle lebenswichtigen Kraftstoffe für uns heraus und pumpen sie in die Blut- und Lymphkanäle, die direkten Anschluß an die Dünndarmwand haben.

Nach der Fünf-Meter-Strecke des Dünndarms geht es bei der Blinddarmklappe in das eineinhalb Meter lange Endstück der Verdauungsstraße, in den Dickdarm über. Der Dickdarm heißt nicht Dickdarm, weil der dicker ist als der Dünndarm, sondern weil er die Aufgabe hat, den Stuhl einzudicken. In ihm befindet sich ein dichtbesiedeltes Wohngebiet: Milliarden Bakterien fördern nicht nur unsere Verdauung, sondern sichern hier auch unsere Gesundheit.

Wenn wir mit Antibiotika Krankheitserreger in unserem Körper bekämpfen, müssen leider auch die lebensnotwendigen Gesundheitserreger (Symbionten), die uns schützen, daran glauben. Daher sollten wir Antibiotika nur im Ernstfall einsetzen. Die Zerstörung der Darmflora bedeutet eine Schwächung unseres Organismus.

* * *

Leider ist es so, daß der menschliche Darmtrakt mangels diagnostischer Möglichkeiten bisher ein Stiefkind der medizinischen Forschung war.

Dünndarmresorptionsstörungen haben zur Folge, daß Fette, unvollständig aufgespaltene Kohlehydrate und Eiweißkörper in bakterielle Zersetzung übergehen und oft mit chemisch-toxischen Schleimhautreizungen auf die Darmwände einwirken.

Hierbei entstehen Fettstühle, Gärungsstühle und Fäulnisstühle, meist in Form von Durchfällen. Man versteht hierunter eine chronische Durchfallerkrankung infolge von Veränderungen des biologischen Milieus, ohne Veränderungen der Darmschleimhäute.

Je nach Ursache gibt es akute und chronische, sich über Jahre hinziehende Formen, die das Allgemeinbefinden durch Krampfschmerzen im Leib mit lästigem Darmgurren und Plätschergeräuschen, durch Appetitlosigkeit usw. erheblich beeinträchtigen können.

Durch die übliche rasche Bekämpfung bakterieller Infekte mittels Antibiotika und Chemotherapeutika wird das biologische Milieu der lebensnotwendigen Darmflora zerstört, sodaß Pilze und Hefezellen im Darm zu bedrohlichen Krankheitserregern heranwachsen. Noch zu wenig bekannt ist, daß auch durch eine Störung der Symbiose (biologisches Darmmilieu) Änderungen der körpereigenen Abwehrleistungen ausgelöst werden können.

Eine Rückwandlung dieser Störungen ist nach erfolgter Darmreinigungs-Kur anhand einer entsprechenden Therapie in Form einer Symbioselenkung jederzeit möglich, sogar bei einigen Patienten dringend indiziert. Eine dankbare Therapie, die man durchaus zu Hause durchführen kann.

Vergleicht man die Darmflora mit einer Pflanzenflora, so ist es verständlich, daß es in manchen Fällen nicht genügt, die Wurzel einer Pflanze wieder gesunden zu lassen, sondern man muß diese auch anschließend in einen gesunden Mutterboden pflanzen.

Ziel der Symbioselenkung ist es, das in der Dysbiose gestörte Gleichgewicht zwischen Organismus und Symbionten wieder herzustellen. So muß die Beseitigung einer einseitigen Kost — vor allen Dingen der heute üblichen Kohlehydrat-Mast mit einem Überanteil von Weißzucker- und weißmehlhaltiger Nahrung wie Kuchen und Süßigkeiten (auch Bier, andere Alkoholika) — angestrebt werden.

Um das ökologische Gleichgewicht wieder herzustellen, bedarf es einer medikamentösen Therapie zur Vorbereitung auf die Symbioselenkung.

Hierzu eignet sich insbesondere das Colibiogen (Laves-Arzneimittel), als ein bakterienfreies Stoffwechselkonzentrat, welches untoxisch und nebenwirkungsfrei ist, was durch jahrzehntelange Erfahrung bei praktischen Anwendungen bestätigt wurde. Offenbar übt das Colibiogen durch seinen direkten Einfluß auf den Zell-Stoffwechsel der Darmschleimhautzellen eine günstige Wirkung zur Wiederherstellung der Symbiose aus. Es hemmt das Wachstum von Hefezellen und Fäulnisbakterien und bremst deren Gärfreudigkeit.

So ist es bei oft jahrelanger therapieresistenter Fäulnis- und Gärungsdyspepsie mit gestörter Symbiose von besonderem Wert, eine Darmreinigung durchzuführen mit einer anschließenden Umstimmungstherapie mit Colibiogen, um den therapeutischen Durchbruch bei Darmschleimhautschäden, Störungen der physiologischen Darmflora nach Antibiotika/Chemotherapie, Morbus Crohn, Colitis ulcerosa, Migräne und Allergien verschiedener Genese zu erzielen.

Der Mastdarm ist das Schlußstück unserer Verdauungsstraße. Das Tor an seinem Ende wird von einer starken Schicht von Ringmuskeln verriegelt. Geöffnet kann nur werden, wenn unser Gehirn den Befehl dazu gibt.

Auf dieser Straße, der Straße der Verdauung, können sich mehr Unfälle als auf irgendeiner anderen Straße ereignen. Tausend Krankheiten können unseren Zustand verändern, können hier den Verkehr lähmen und die Straße zeitweise unpassierbar machen. Leider gibt es hier keine Umgehungsstraße, auf die wir bei Rückstaus ausweichen können.

Wir könnten Kräfte schonen, Schmerzen, Störungen und Krankheiten verhindern, wenn wir die Menschen dafür gewinnen könnten, diese Straße von Kindheit an bis ins hohe Alter voll funktionsfähig zu erhalten. Milliarden müssen alljährlich für die Wiederherstellung der Verdauungsstraße

ausgegeben werden. Der Verdauungstrakt ist die kostspielig-
ste Straße der Welt.

Verdauungsschäden und ihre Folgeerkrankungen mit ihren
Fernsymptomen sollten daher immer nach den drei Prin-
zipien behandelt werden:

1. Schonung

2. Säuberung

3. Schulung

* * *

Operation ohne Messer
– die Fastenkur

Die Schonung

Unter Schonung ist zu verstehen, daß dem Darm das Leichtverdaulichste anzubieten ist. Und er sollte vollkommen zur Ruhe kommen. Der Verdauungsapparat muß nach anstrengender Arbeit eine Pause machen. Wer beim Tennis oder beim langen Schreiben an der Schreibmaschine seine Sehnen, Muskeln und Gelenke überbeansprucht hat, wird diese zwangsläufig schonen müssen, muß vielleicht sogar eine Gipslongette tragen. Die Schonung ist in jedem Krankheitsfall die wichtigste und erste heilerische Maßnahme. Von unseren Haustieren lernen wir, daß beispielsweise ein Hund oder eine Katze nach dem Genuß von verdorbenen Speisen jede Nahrungsaufnahme verweigert, bis sie wieder ganz gesund sind.

Das Fasten im eigentlichen Sinne ist nichts Neues und stammt nicht aus unserer Zeit. Sämtliche Religionsstifter dieser Erde haben ihren Gläubigen alljährliches Fasten auferlegt, um Körper, Geist und Seele zu reinigen. Auch in der Bibel ist dies nachzulesen. Namhafte Philosophen haben ihre Werke während einer Fastenkur geschaffen.

Franziskaner-Mönche übersetzten die Bibel während oder nach einer Fastenzeit. Zu keiner Zeit war ihre geistige Fähigkeit so vollkommen wie zu den Fastenzeiten.

Fasten bedeutet: auf dem kürzesten Weg den Gipfel der Gesundung erreichen.

Den Menschen unserer heutigen Gesellschaft wird Fasten oft zum anstrengendsten und steilsten Weg, weil sie durch Einladungen, ständige Verpflichtungen, ja sogar durch Medien und Werbefernsehen immer wieder zum Essen animiert werden. Wer jedoch wirklich bereit ist, seinen Organismus durch Fasten zu schonen, wird mit Erstaunen feststellen, daß nach 2 bis 3 Tagen Fasten das Eßbedürfnis geschwunden ist und von zunehmendem Wohl- und Befreiungsgefühl ersetzt wird. Die Begeisterung wächst mit zunehmendem Selbstvertrauen und mit dem Schwinden der Beschwerden. Das Fasten des Übergewichtigen wird mit täglichem Gewichtsverlust belohnt.

Jeder sollte sich von Zeit zu Zeit einer inneren Reinigung unterziehen.

Fasten wird von vielen namhaften Ärzten als ,Operation ohne Messer' bezeichnet.

Das Fasten der hier beschriebenen Darmreinigungs-Kur entspricht diesen Richtlinien, ist aber den Bedürfnissen des modernen Menschen angepaßt und wird nach fachlicher Verordnung je nach Zustand des Patienten, gestaltet.

Der durch das Schonprinzip gesundende Verdauungsapparat steht unter einer erhöhten Selbstreinigung, denn durch die Schonung wird eine stärkere Säuberungsfähigkeit ausgelöst. Die Selbstreinigung ist eine der wichtigsten Eigenschaften eines gesunden Organs. Der Organismus säubert sich und entledigt sich seiner Stoffwechselrückstände. Somit werden Heilungskräfte mobilisiert, was zur Folge hat, daß krankhafte Prozesse beseitigt werden.

Verschiedenste Störungen, Entzündungen, Stauungen usw., lassen sich in relativ kurzer Zeit zurückbilden. Daher gehören zu den dankbarsten Heilanzeigen:

- die Entzündungen und gutartigen Geschwüre des Magens- und Zwölffingerdarms
- Über- und Untersäuerung
- Leber-, Gallen- und Darmerkrankungen
- chronische Stuhlverstopfung
- Durchfallneigung
- Hämorrhoiden
- bauchbedingte Herz- und Kreislauferkrankungen
- Stoffwechselerkrankungen wie Gicht und Rheuma
- Blasen- und Nierenerkrankungen
- Hautkrankheiten
- bestimmte nervöse Störungen.

,Fasten' muß grundsätzlich von ,Hungern' unterschieden werden. Der Patient soll auch nicht das Fasten lernen, sondern das richtige Essen. Er soll wieder zurückfinden zur richtigen und sinnvollen Nahrungsaufnahme.

Hungern ist immer mit einer Zwangs- oder Protesthaltung verbunden. Fasten dagegen hat seinen Ausgangspunkt in einer ganz bestimmten geistigen Haltung und beruht auf einer gelösten innerlichen Bereitschaft. Der Mensch von heute kann keine einfachere und wirkungsvollere Methode ersinnen, als sich durch regelmäßige Entgiftung vor chronischem Siechtum zu schützen.

So wie es mir bei diesem Heilfasten erging, ist es vor mir Tausenden von Patienten ergangen, die früher bei Dr. Mayr in Karlsbad gekurt haben. Ihm verdanken wir die richtige Bewertung eines lebensfähigen, gesunden Organ-Systems, das in seiner Arbeit selbst auf die Persönlichkeitsentwicklung des Menschen einen ausgesprochen positiven Einfluß hat und sie fördert.

Zu seinen Patienten zählten Prominente aus aller Welt. Unter anderem auch Baron de Rothschild, Bundeskanzler Adenauer, Staatspräsident Masaryk, der Vizekönig von Indien.

Als ich mit meiner Darmreinigungs-Kur begann, nahm ich eine Assistenz bei einem Kollegen, der schon seit Jahren mit dieser Diagnostik und Therapie großartige Erfolge vorzuweisen hatte, auf. Ich habe fast 2 1/2 Jahre in dieser Praxis assistiert, etwas, woran ich vorher nie gedacht hätte. Die

Heilerfolge dieser Behandlung waren so erstaunlich, daß ich diese anfangs sogar in Zweifel zog, weil es mir unverständlich erschien, daß Beschwerden und Krankheitszeichen unterschiedlichster Art allein durch eine einzige Behandlungsmethode beseitigt wurden.

Ich war fasziniert von dieser Therapie. Nie zuvor während meiner schulmedizinischen Tätigkeit habe ich solche Therapieerfolge erlebt.

In dieser Zeit erlernte ich die richtige Indikationsstellung zur Behandlung, die Kenntnisse der Diagnostik und die Behandlung und Therapie als Kausaltherapie gegen fast alle Krankheiten. Dies ist wohl die wichtigste Voraussetzung für die Praxis, denn ohne diese Kenntnisse wäre die Behandlung mit Heilfasten wie ‚Autofahren im Nebel'. Seit dieser Zeit habe ich den Schwerpunkt meiner Behandlung in meiner nun seit vielen Jahren bestehenden Praxis auf diese Therapie gelenkt. Eine solch tiefgreifende körperliche Reinigung, Entschlackung, Blut- und Säftereinigung sowie die Reinigung einer jeden Zelle im menschlichen Organismus bringt für den Patienten, wie auch für mich als Behandler, den größtmöglichen Erfolg.

* * *

Die Säuberung

Ebenso wichtig wie die Schonung ist die Reinigung des
Darmes. Nicht selten kommt es vor, daß Patienten nur
noch sogenannte ‚Bleistiftstühle' d.h. bleistiftdünne Stühle, entleeren. Sie entstehen, wenn sich enorme Kotreste an
der Darmwand festsetzen und so den Durchlaß verengen.
Es kommt aber auch vor, daß im Darm dadurch Engpässe
entstehen, daß an einer Stelle der Darmwand sich Kotsteine
bilden, die allmählich immer größer werden und den Durchlaß versperren. Würde man den nun träge gewordenen Darm
mit Abführmitteln behandeln und zur Entleerung zwingen,
wäre dies unverantwortlich.

Auch Klistiere, Einläufe und Darmspülungen bringen nicht
den gewünschten Erfolg, da sie nur einen Teil des Dickdar-
mes berieseln und höchstens 80 cm hochkommen.

Wie aber den 5 - 7 Meter langen Dünndarm und den bis zu
2 Meter langen Dickdarm reinigen?

Nach fachkundiger Verordnung wird salinisches Wasser verabreicht, das in der physiologischen Richtung, d.h. von oben
nach unten den Darm berieselt. Dabei lösen sich die Schmutz-
stoffbeläge, die an den Darmwänden haften. Es sind vorwiegend Rückstände aus früheren Mahlzeiten. Mit dem milden
salinischen Wasser führen wir also kein Abführmittel zu, das

den Darm zur Entleerung zwingt, sondern wir mobilisieren und aktivieren damit nur die in ihm befindlichen Reizstoffe.

Um den Darm zu entlasten, ist es unbedingt erforderlich, ihn von seinen Giftstoffen, die immer wieder neu in Gärung und Fäulnis übergehen, zu befreien und ihn zu reinigen.

Seit 10 Jahren habe ich meinen Patienten ausschließlich salinisches Wasser verordnet, jedoch in einer solchen milden Konzentration, daß die gelösten Salze ein Aufsaugen in den oberen Darmabschnitten verhindern, ohne dabei einen Reiz auf die Darmschleimhaut auszuüben.

Bei dieser Dosierung (ein gestrichener Kaffeelöffel Magnesiumsulfat gelöst in einem Viertelliter lauwarmen Wasser) kommt es zu den unterschiedlichsten Wirkungen. Art und Menge - je nach Vergiftungszustand - der beim Durchfließen von den Darmwänden gelösten Schlacken sind unterschiedlich. Es kommt entweder zu mehreren durchfallartigen Entleerungen oder zu fast normalen Stühlen. Manchmal kommt es auch zu Spasmen im Dickdarm, die einige Tage jede Entleerung verhindern. Danach vollzieht sich eine massive Entgiftung über den Darm, oft in ungeahntem Ausmaß.

Mit jedem Tag löst sich alter, zersetzter Kot, Rückstände von Speiseresten, die sich nicht selten jahrelang in dem 5 - 7 Meter langen Dünndarm festgesetzt hatten. Diese Gifte verursachen häufig eine Toxikose. Es entleeren sich oft Unmengen übelriechender Stuhlmassen mit unterschiedlichster Färbung, dunkelbraun bis schwarz oder wochenlang grüner Stuhl. Mitunter findet man im Stuhl einzelne Stücke unverdauter Nahrungsreste oder besser gesagt, schlecht gekaute und schlecht eingespeichelte Nahrung, wie beispielsweise Möhrenstücke, Rosinen, Schalen von Hülsenfrüchten, Reste von Nahrung also, die oft Monate zuvor gegessen wurde.

Es wäre aber falsch anzunehmen, man könne damit in wenigen Tagen den Darm von den rückgestauten Inhaltsresten und Schmutzstoffen befreien. Die Säuberung des Darmes als Teil des lebenden Organismus ist nicht etwas Mechanisches, wie das Putzen einer Röhre. Sie erfolgt nur bei voller Funktionstüchtigkeit aller an der Verdauung mitwirkenden Organe. Auch der Darm ist ein lebendes Organ!

> **Wir leben nicht von dem, was wir essen, sondern von dem, was der Darm daraus macht.**

Es geht also die Säuberung des Darmes mit der Ertüchtigung seiner Funktion Hand in Hand, ebenso wie seine Verschmutzung stets ein Zeichen von Leistungsschwäche darstellt. Abführmittel, die den schlaffen kraftlosen und verschmutzten Darm wohl im Augenblick zwingen sich zu entleeren, machen ihn nicht leistungsfähiger. Im Gegenteil, nach diesem erzwungenen Einsatz seiner nur mehr recht spärlichen Kräfte, wird der Darm noch kraftloser sein und nach kurzer Zeit noch mehr faulenden und gärenden Inhalt beherbergen als zuvor.

Das salinische Wasser, das während der Kur verabreicht wird, (Bittersalz, Karlsbader-Salz, Passagesalz etc.) darf aber nur genau dosiert eingenommen werden. Zusätzlich sollten während dieser Darmreinigungskur 2-3 Liter kohlensäurearmes Mineralwasser oder reichlich Kräutertee getrunken werden. Viel Trinken wird bei allen Fastenkuren verordnet, damit der Fastende nicht z.B. an einer Acidose (Übersäuerung) und somit einer verstärkten Selbstvergiftung leidet. Durch das viele Trinken bekommen die Nieren den nötigen Druck, um harnpflichtige Stoffe, die schon zur Steinbildung übergegangen sind, auszuscheiden. Der Harn ist dabei oft dunkel, trübe und von scharfem Geruch, nicht selten lösen sich Nieren- und Blasengrieß.

Die Darmreinigung, die sich Hand in Hand mit der Säuberung des Blutes vollzieht, führt zu einer Entgiftung über die Haut, in Form von übelriechender Ausdünstung, Körperschweiß und Mundgeruch und zu einer Reinigung des ganzen Körpers. Schon Paracelsus sagte: "Im Darm lauert der Tod"! Daraus können wir ersehen, wie auch er schon die verheerende Wirkung der Verdauungsgifte einschätzte.

Je länger der Darm, und somit der ganze Körper, einer solchen Verunreinigung ausgesetzt war, desto längere Zeit erfordert auch seine Reinigung, bis sich schließlich der Darminhalt sauber und gelblich wie Babystuhl entleert.

Die Schulung

Durch zarte, tastende Massage des Bauches wird in wohldosierter Weise der Darm auf bessere Leistung geschult, seine Durchblutung gefördert sowie die Verdauungstätigkeit angeregt. Darüberhinaus ist die Bauchbehandlung ein souveränes Mittel, um den Kurerfolg genau zu kontrollieren und zu steuern. Ob stationär oder in der ambulanten Praxis, der Patient wird mindestens fünfmal in der Woche behandelt.

Die Darmbehandlung ist nicht gleichzustellen mit einer üblichen Massage. Sie ist vielmehr eine Darm-Gymnastik. Von außen wird mit weicher entspannter Hand durch tastende Massagebewegung die Peristaltik, das heißt die motorische Tätigkeit des Darmes (Darmbewegung), wieder angeregt. Die Darmbehandlung, in Art einer Pumpfunktion, verbessert die Resorption von Nährstoffen in das Blut, sowie den Abtransport von Schlacken und schließlich die Ausscheidung der Überreste bei der Darmentleerung.

Im Gegensatz zur Reizung durch Leinsamen, Schrotbrote, eingeweichte Pflaumen, Sauerkraut und dergleichen kommt der Darm durch diese Schulung der Peristaltik wieder zu seiner normalen Tätigkeit.

Mit dieser tastenden Massage lösen sich Schlacken und Schadstoffe an der Darmwand. Es kommt zur verbesserten Durchblutung der einzelnen Darmzotten und somit zur verbesserten Nahrungsaufnahme und Ausnutzung der Nahrung. Der Blut– und Säftezustand verbessert sich, indem sich die Verdauungssäfte, die zur Aufspaltung der Nahrung notwendig sind, vermehren und die Darmzotten über das Blut besser mit Sauerstoff versorgt werden.

Stauungen im Pfortaderkreislauf (Darm-Leber) lösen sich auf und entzündliche Prozesse im Bauchraum bilden sich nach kurzer Zeit zurück.

Mit der Darmmassage über die Bauchdecke wird der Bauch allmählich kleiner. Die Zwerchfellatmung verbessert sich, weil sich das Zwerchfell bei der Atmung tiefer absenken kann, und so vermehrt sich die Vitalkapazität der Lunge. Spürbar wird dieses beim Asthmatiker, bei Emphysem-Patienten und bei den Menschen, die seit Jahren an chronischer Bronchitis leiden. Die Lunge kann mit jedem Atemzug mehr Sauerstoff aufnehmen. Der Herzmuskel erhält auf diese Weise dauernd genügend Sauerstoff, was wiederum eine Rückbildung der Angina pectoris zur Folge hat. Der aufgeblähte Oberbauch, der die Rippenbögen weit auseinander gerissen hat und das Herz nach links verlagerte (Rhoemheld), Kurzatmigkeit, Luftnot und das Gefühl der Herzenge, bilden sich rasch zurück. Hierbei sind gesetzmäßige Veränderungen schon nach wenigen Tagen zu erkennen. Durch das Senken des Zwerchfellhochstands kommt das Herz wieder in die richtige Lage, der aufgerissene Brustkorb, der Hemden und Blusen sprengte, verkleinert sich. Das Becken kippt wieder in die

Normallage (siehe Entenhaltung), die Wirbelsäule richtet sich in der Statik auf und ist weniger anfällig für Bandscheibenschäden.

Haltungsschäden durch Ernährungsfehler-
Beispiele für eine notwendige Darmreinigung:

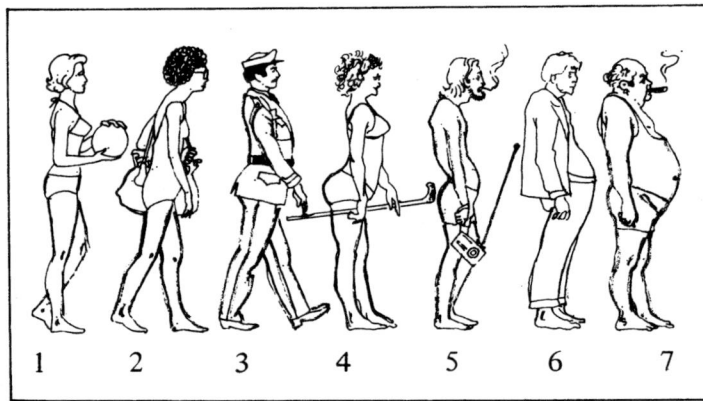

1. Normalhaltung
2. Anlaufhaltung, beginnender Kotbauch
3. Habtachthaltung, beginnender Gasbauch
4. Entenhaltung, schlaffer Kotbauch
5. lässige Haltung, eiförmiger Gasbauch
6. Sämannshaltung, schlaffer Kotbauch
7. Großtrommelträger, Gas-Kotbauch

Diät-
und doch kein Hunger

Nach gründlicher Untersuchung, unter Berücksichtigung aller Kriterien der Mayr-Diagnostik, folgt je nach Zustand und Bedürfnis des Patienten die Aufstellung des Kostplanes.

Teefasten:	*Einige Tage Tee mit Honig und Zitrone.*
Milch-Brötchen-Diät:	*Milch, Brötchen mit oder ohne Beilagen, wie Butter Quark und evtl. einem weichgekochten Ei.*
Milde Schonkost:	*Hier wird mittags eine biologische Schon- und Heil-Diät angeboten.*

Eine besonders wichtige Stelle nimmt die Milch ein. Sie ist ein hochwertiges Lebensmittel, wichtigster Vitamin- und Vitalstoffträger und wird mit Recht als ‚Königin der Nahrung' bezeichnet. Als generelle Schonkost darf sie im täglichen Kostplan nicht fehlen.

Es gibt Patienten, die eine Abneigung gegen Milch haben. In diesem Fall kann man ausnahmsweise Buttermilch oder Biojoghurt nehmen oder man gibt etwas Malzkaffee-Pulver in die Milch, um sie so ‚schmackhafter' zu machen. Erklärt man allerdings dem Patienten, wie er die Milch einzunehmen habe, erweist sich die Ablehnung häufig nur als Vorurteil und er nimmt die Milch gerne zu sich. Sie schmeckt ihm und sie wird auch gut vertragen. Denn, und das ist sehr wichtig, die Milch gehört nicht zu den Getränken, die man hinunterstürzt, wie beispielsweise ein Glas Bier, sondern sie wird hier teelöffelweise, zusammen mit gutgekauten und eingespeichelten altbackenen Brötchenscheiben genommen. Wie gesund und von welchem biologischen Wert die Milch ist, beweist, wie ein Säugling wächst, blüht und gedeiht, indem er nach kurzer Zeit sein Gewicht verdoppelt. Aber der Säugling ist kein Säufling, er trinkt die Milch nicht, sondern er kaut sie, er speichelt sie ein.

Vielfach spricht man von der ‚Brötchen-Kur'. Das ist aber falsch. Das Brötchen dient nur als Mittel zum Zweck. Der Patient ernährt sich nicht von dem Brötchen, sondern ganz allein von der Milch. Die Brötchen sollten altbacken und unbedingt luftgetrocknet sein. Idealerweise:

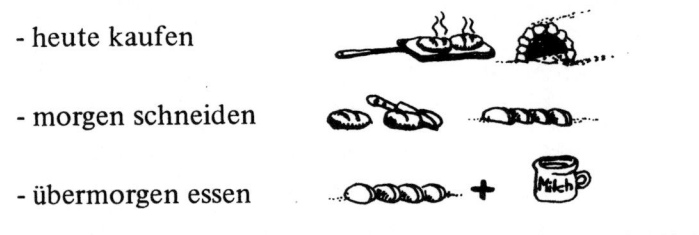

- heute kaufen

- morgen schneiden

- übermorgen essen

Auf diese Weise ist das Brötchen so getrocknet, daß man es eben noch eindrücken kann. Splittert es wie Zwieback, dann ist es schon zu hart. Die Beschaffenheit des Brötchens ist für den Kurerfolg durchaus ausschlaggebend. Zu harte Brötchen nehmen den Speichel ungenügend auf und verursachen Blähungen, sind sie aber zu weich, erzeugen sie im Magen-Darmtrakt Gärung und führen zu vorzeitigem Hunger. Das Brötchen sollte daher ‚härter als eine Schneidsemmel, aber weicher als eine Reibesemmel' sein.

Die Brötchen sollten am besten täglich frisch beim Bäcker gekauft werden, um sie dann bei Zimmertemperatur trocknen zu lassen. Warum aber gerade Brötchen, werden viele fragen? Dem weißen Mehl wurden viele nahrhafte Bestandteile entzogen, es hat also wenig Nährwert. – Die Antwort: Der Patient nimmt das Brötchen nicht zu sich wegen seines Nährwertes, sondern lediglich als Mittel zum Zweck, als ‚Transportmittel' für die Milch und den Speichel. Wir geben dem Darm das Leichtverdaulichste, es wird im Munde bei gründlichem Kauen und Einspeicheln schon so gut wie vorverdaut und im oberen Verdauungsabschnitt restlos ohne Rückstände verdaut.

Wir fügen also dem erschlafften Darm keinesfalls intensive mechanische Reize durch Rohkost, Schrotbrote, oder Schwarzbrot zu. Dies würde eine strenge Kontraindikation bedeuten. Den erschlafften oder auch den in Übererregung befindlichen Verdauungsapparat mit grober Kost aufzustacheln, würde einer Behandlung mit dem Reibeisen gleichkommen und zu übersteigerter Arbeitsintensität führen.

Es ist sehr wichtig, daß die Milch nicht getrunken, sondern teelöffelweise in kleinen Portionen genippt und mit altbakkenen Brötchen eingespeichelt wird, um ‚Schlinger' zu zwingen, die Mahlzeiten langsam einzunehmen.

Diese Mahlzeiten bestehen morgens und mittags aus einem altbackenen Brötchen und einem Viertelliter Milch. Abends Kräutertee mit einem Brötchen.

Auf einem Merkblatt, das jeder Patient von mir bekommt, habe ich vermerkt, daß jeder Bissen 50 mal gekaut werden soll. Ich erkläre jedem Patienten, daß er das Brötchen, genau wie ein Brot, senkrecht von oben nach unten in bleistiftstarke Scheiben schneiden soll. Bei einem altbackenen und luftgetrockneten Brötchen läßt es sich gut bewerkstelligen, daß man ca. 10 bis 12 Scheiben daraus schneidet. Auf jedes Scheibchen streicht man dünn Butter oder Margarine und beißt von den Scheibchen jeweils kleine Bissen von Daumennagelgröße ab. Man kaut diese Bissen ca. 25 mal, zählt also ruhig bis 25 mit und nimmt jetzt einen Teelöffel Milch zu dem, was man im Munde hat, und kaut weitere 25 mal, nach 50 mal Kauen schluckt man das Gekaute hinunter und wiederholt diesen Vorgang mit dem nächsten Bissen, usw......

Diese Methode hat sich bewährt, denn der Patient benötigt, um ein ganzes Brötchen mit einem Viertelliter Milch zu kauen und einzuspeicheln, ca. eine Dreiviertelstunde. Das hat den Vorteil, daß sich der Patient intensiv auf das Kauen und Einspeicheln konzentriert und mit erstaunlich kleinen Mengen bzw. Portionen anhaltend gesättigt ist.

Stück für Stück wird so das Brötchen gegessen, wodurch die Speicheldrüsen aktiviert werden und der Speisebrei zusammen mit den Speichelfermenten einen süßlichen Geschmack annimmt. Kommt jetzt ein Teelöffel Milch zu dem Speisebrei im Mund hinzu, so wird durch diese Art der Nahrungsaufnahme der gesamte Verdauungsapparat zur lebhaften Tätigkeit angeregt, und macht sich für die zu verdauende Mahlzeit bereit.

Es gibt kaum eine bessere Art, die Milch zu ‚essen'. Selbst wenn ein kleiner Rest Milch übrig bleibt, sollte dieser nicht getrunken werden, denn das gäbe einen schwer verdaulichen Käseklumpen im Magen–Darm–Trakt.

Diese Zusammenstellung ist so ausgewogen, daß ich sagen kann, ein Viertelliter Milch und ein altbackenes Brötchen gehen ineinander auf. Bleibt von der Milch etwas übrig, liegt das nur daran, daß die Bissen von dem Brötchen noch zu groß waren. Führt man kleinere Bissen zum Mund, so fügt man auch öfter einen Teelöffel Milch hinzu.

Daß man mit diesem Essen Wochen, ja sogar Monate auskommen kann, versteht nur derjenige, der es wirklich ausprobiert. Die meisten Patienten kommen schon nach drei Tagen und berichten mir, daß sie damit noch zuviel hätten. Und ob sie denn soviel essen müßten. – ich habe nie erlebt, daß jemand über Hunger geklagt hat, es sei denn, er hat nicht richtig bzw. zu schnell gegessen.

Meinem mit anfangs 148 kg gewichtigsten Patienten habe

ich in den ersten Tagen 7 Brötchen mit Milch bzw. abends mit Tee zugestanden. Allerdings habe ich ihm zur Aufnahme von drei Brötchen die dreifache Zeit und bei zwei Brötchen die zweifache Zeit zum Essen verordnet. Nach wenigen Tagen kam auch er mit der Frage: "Muß ich soviel essen"? – Allein durch das gute Kauen und Einspeicheln war auch dieser ‚Drei-Zentner-Mann' (in diesem Fall bei voller Berufstätigkeit!) mit drei Brötchen täglich gesättigt.

Ein Viertelliter Milch – so gegessen – hat einen größeren und effektivierenden Nährwert als ein großer Teller üblicher Nahrung, da diese nur zu einem Teil dem Körper nutzbringend zugeführt wird und zum anderen Teil in Gärung übergeht. Die Milch und das Brötchen aber, eingenommen in der verordneten Art und Weise, werden restlos im Darm verwertet. Hierbei wird unter Ausnutzung des Vollwert-Lebensmittels Milch eine größere und länger anhaltende Sättigung erreicht.

* * *

Sicherer Erfolg
durch die Kur

Der Hunger wird nicht nur physisch, sondern auch psychisch gestillt, denn man bekommt ja etwas zum ‚Beißen'.

Bei dieser Art des Zerkauens der Nahrung werden die Schleimhäute des Mundes, die Zähne und das Zahnfleisch mit Speichel gereinigt und gut durchblutet und ernährt. Der Magen bekommt eine bestens eingespeichelte, zum größten Teil schon vorverdaute Milchspeise. Dank dieser Vorbereitung wird es dem Magen und dem Zwölffingerdarm mit dem Gallen- und Pankreassaft so leicht wie möglich gemacht, die weitere Verarbeitung und Verdauung zu bewerkstelligen.

Dem oberen Teil des Dünndarmes fällt es leichter, die restlose Resorption zu besorgen. Der nachkommende Teil des Dünndarmes und der Dickdarm werden während dieser Kur so gut wie möglich geschont. Sie können diese Ruhepause nutzen, um sich zu reinigen und ‚Hausputz' zu halten und um sich ihrer Sekrete und der zersetzten Speisereste früherer Mahlzeiten zu entledigen.

Die hierbei entstehenden Darmgeräusche wie das Kullern, Gurren und Rumoren haben nichts mit Hunger zu tun, sondern bestätigen nur, daß ‚Hausputz' gehalten wird. Das gleiche bewirkt der in Bewegung gesetzte Darmschmutz, der mit üblem, jauchigem Geruch ausgeschieden wird.

Man sollte bedenken, daß der Fastende nicht etwa schon am ersten Tag von seiner eigenen Substanz lebt. Es sind im Darm noch ausreichend Nährstoffe zurückgeblieben, die jetzt erst einmal verarbeitet werden. Bis der Darm wirklich leer ist, dauert es viele Tage, ja sogar Wochen.

Bis dahin können enorme Mengen übelriechender Stuhlmassen von schwarzer, brauner, grauer oder grünlicher Färbung ausgeschieden werden. Oft verlassen jahrealte Rückstände von zersetztem Kot und Speiserückstände den Körper.

Auf die Frage, wie lange eine solche Darm-, Blut- und Säftereinigung dauert, möchte ich antworten, daß dies allein vom Befinden des Patienten abhängig ist. Eine konsequente Reinigungskur sollte wenigstens 4 Wochen lang durchgeführt werden, keinesfalls unter 3 Wochen.

> **Gesundheit ist kein Zufall. Man muß etwas dafür tun.**

Wem es zuviel erscheint, drei bis vier Wochen für eine Sanierung seines ganzen Körpers zu opfern, sollte bedenken: ‚Für seine Gesundheit keine Zeit zu haben bedeutet, oft bald sehr viel Zeit für seine Krankheit opfern zu müssen.‘

Wer also ganz gesund sein möchte, sollte, bevor er beginnt, Pillen zu schlucken, zunächst mit der Selbstreinigung beginnen. Diese wirkt nicht nur krankheitsverhütend und krebsvorbeugend, sondern vermag auch Leiden und Krankheitszustände zu lindern und zu heilen.

Die Schädigung des Darmes ist das verbreitetste, folgenschwerste und dennoch das unbekannteste aller Übel. Nachweisbar sind es die Gifte im Darm, die den Menschen vorzeitig alt, krank und häßlich machen.

Jeder Mensch sollte sich der Giftquelle im Darm entledigen, der sonst zur Jauchegrube des Körpers wird und damit den besten Nährboden für schmarotzende Mikroben darstellt.

Es besteht also die Möglichkeit, Tabletten abzusetzen: sowohl Tabletten gegen den hohen Blutdruck als auch Kopfschmerztabletten, Beruhigungspillen gegen innere Unruhe und die Verdauungsmittel, gleich ob für den Magen, die Galle, die Bauchspeicheldrüse oder den Dünndarm, usw. All das kann weggelassen werden, was doch nur wenig bewirkt oder nur symptomatisch und nur so lange hilft, wie man es einnimmt. All das kann man ersetzen durch das Inordnungbringen unseres Verdauungsapparates und eine anschließende vernünftige Eß- und Ernährungsweise.

Jeder Mensch sollte sich wenigstens einmal in seinem Leben einem solchen Reinigungsprozeß unterziehen. Wer aber einmal die glücklichen Erfahrungen damit gemacht hat, wird die Reinigungs-Kur wiederholen wollen.

Jeder findet es normal, wenn er sein Auto alle 5000 km zum Ölwechsel oder alle 10 000 km zur Inspektion bringt. Und das nicht einmal, weil es krank, d.h. defekt ist.

Nein, einzig und allein zu dem Zweck, die Lebenserwartung des Motors und des ganzen Wagens zu verlängern.

Er macht es auch nicht davon abhängig, ob ihm das Instandhalten seines Wagens von einer Versicherung vorgeschrieben und bezahlt wird, sondern macht dies aus eigenem Antrieb und auf eigene Rechnung. Aber es gibt Menschen, die nicht geneigt sind, eine Kur selbst zu bezahlen. Anders als beim Auto, wo Versäumnisse sich durch Ausgaben für einen Neukauf rächen würden, glauben sie bei der eigenen Instandhaltung sparen zu können. Das geht aber nicht. Umgekehrt sollte gedacht werden: Das Leben hat jeder nur ein einziges Mal zur Verfügung, hier gibt es keinen Neukauf. – Eine Kur für den eigenen Körper kostet nicht soviel wie die Inspektionen und die Ölwechsel an einem Mittelklassewagen in einem Jahr.

*

Keine Kur ohne Kurkrise. Statt Kurkrise sagt man besser: Heilungskrise oder Rückvergiftung.

Wie bei allen Kuren kommt es auch bei der Darmreinigungs-Kur zu einer Krise, die oft nur Minuten bis Stunden, in seltenen Fällen aber auch Tage dauern kann. Es handelt sich um eine Rückvergiftung, die durch das Aufsaugen von Zersetzungsstoffen durch das Blut zu erklären ist. Eine solche Rückvergiftung die durch die in Bewegung geratenen Schlacken zeitweilig auftritt, äußert sich vorübergehend in schlechter Laune, Gereiztheit, Kopfschmerz, Müdigkeit, Übelkeit. Dieser Zustand hat nichts zu tun mit einer Unterernährung, einem Vitaminmangel oder einem Schwächezustand, sondern ist immer nur der Beweis dafür, daß der Patient gut auf die Kur anspricht und dafür, wie sehr – je nach Schwere der Heilungskrise – der Patient eine solche Kur nötig hatte. Einfach das weitere Fortsetzen der bisherigen Diät läßt schon nach kurzer Zeit – nach der Giftwelle, die den Körper überflutet hatte – ein angenehmes Wohlbefinden wieder aufkommen.

Es kann allerdings auch zu Reaktionen kommen, die vorgeschädigte Organe oder Gliedmaßen (z.B. bei Rheuma) besonders aggressiv reagieren lassen. Entzündungsprozesse, die während dieser Kur auftreten, lassen immer darauf schließen, daß sich hier ein versteckter Herd meldet, um dann auszuheilen. Das Aufflackern versteckter Krankheitsherde ist immer ein wertvoller diagnostischer Hinweis.

Ein chronischer Krankheitsherd verrät seine Existenz und kann zeitweilig in einen Erregungszustand gelangen und akut werden. Aus dem akuten Zustand folgt dann ein endgültiger Übergang in einen Gesundheitszustand.

Eine solche Kurkrise ist also immer nur für den Patienten positiv und beabsichtigt, da hierbei die körpereigenen Heilkräfte aktiviert werden.

Als weitere Begleiterscheinung während der Kurkrise können massive Hautausdünstung, übelriechende Stühle, Mundgeruch, scharfriechender Harn auftreten. Hierbei empfiehlt es
sich, größere Mengen Flüssigkeit zu trinken, um die rasche
Ausscheidung von Giften zu begünstigen. Zudem empfehlen
sich Spaziergänge und kleine Wanderungen in frischer Luft,
die gut vertragen und gerne gemacht werden. Sie tragen dazu
bei, die im Körper aufgestauten Stoffwechselabfälle zu mobilisieren und auszuscheiden.

Als zusätzliche Kurmaßnahmen haben sich Körpermassagen
und Dunstwickel auf den Leib sehr bewährt. Sie wirken ent-
spannend und fördern die Ausscheidung von Stoffwechselab-
fällen aus dem gesamten Körper. Ebenso günstig wirken sich
ein Trockenbürsten des ganzen Körpers mit anschließenden
Wechselduschen morgens und abends aus.

* * *

Die Reinigung
von innen

Alle Fastenärzte sind sich darin einig, daß das Heilfasten ein Entgiftungs- und Heilverfahren allererster Güte ist.

Der Weg zur Gesundheit führt nicht durch die Apotheke, sondern durch die Küche.

Ohne Ernährung wäre kein Leben möglich. Ohne Entgiftung aber ebenso wenig. Der Mensch würde an seinen eigenen Schlacken zugrunde gehen. Denkt man daran, daß der Darm ein Verbrennungsapparat ist, so wird klar, daß bei ungenügendem Abtransport und bei Rückstau der Stoffwechselschlacken infolge von Darmträgheit der Organismus bald an den eigenen Giften erstickt.

Ist der Darm träge, faul und arbeitsunwillig und in seiner Entgiftungsfunktion gestört, muß es zwangsläufig zu allgemeinen gesundheitlichen Störungen kommen.

Fast jeder hat schon einmal Mißempfindungen durch zeitweilige Verstopfung am eigenen Leibe erfahren. Man fühlt sich dabei äußerst unwohl, unpäßlich. Bei länger anhaltender Mißempfindung stellen sich dann sehr bald Darmschäden ein, die mit Völlegefühl, aufgetriebenem Bauch, Blähungen, Darmkneifen empfunden und oft noch als harmlos bezeichnet werden.

Hier beginnen aber die Vorschädigungen wie Darmträgheit, chronische Stuhlverstopfung, Darmgeschwüre, Polypen, Divertikel. Bald stellen sich Hämorrhoiden, Krampfadern, Bluthochdruck und Fettleibigkeit ein.

Die im Darm gebildeten und angestauten Schadstoffe werden im Körper mit Wasser und Fett gebunden. Das Gewebe der Haut und der Muskulatur quillt auf und wird mit Fett ausgepolstert. Die Fettleibigkeit, die vorher nicht vorhanden war, ist nicht mehr zu übersehen.

Ebenso werden Schadstoffe, die dem normalen Stoffwechsel entzogen wurden, ausgestreut und in Gelenken und Organen abgelagert.

Überall im Körper wird dann nach den Ursachen von Leiden und Krankheiten gesucht. Und es werden wieder die Symptome behandelt. Wer denkt schon an den schuldtragenden Darm, wenn ein Patient mit schlechtem Allgemeinbefinden, ungeklärter erhöhter Blutsenkung oder Infektanfälligkeit in die Praxis kommt?

Fernsymptome infolge Darmträgheit sind nervöse Erregbarkeit, Arbeitsunlust, Kopfschmerzen und Kopfdruck, Mundgeruch, Zahnfleischschwund, kalte Hände und Füße. Aber auch Nervenkrankheiten, Schlafstörungen, Depressionen, Gelenkleiden, Hautkrankheiten, Fett- und Magersucht. Organbeschwerden wie Nieren-, Blasen-, Leber- und Bauchspeicheldrüsen-Krankheiten, alles Leiden, die den Gesundheitszustand erheblich beeinträchtigen, können durch Darmsanierung beseitigt oder erheblich gebessert werden.

Die regenerierende Wirkung einer solchen Entgiftungskur wird jeder erfahren, der sich einer solchen Kur unterzieht. Die Körperhaltung wird verbessert und korrigiert, was sich bei Erkrankungen der Wirbelsäule, des Bewegungs- und Stützapparates günstig auswirkt. Und besonders die Haut profitiert von dieser ,Kosmetik von innen'. Die Verschönerung der Haut, als dankbarstes Zeichen nach außen, wird durch die Verjüngung des Menschen nach Entschlackung deutlich sichtbar. – Die Schleimhäute der Nase regenerieren sich. Geruchs- und Geschmackssinn kehren wieder zurück und verbessern sich.

Schönheit kommt von innen.

Denn die chronische Darmträgheit wirkt sich deutlich auf die Beschaffenheit der Haut aus. Gesichtshaut und Gesichtsmuskulatur sind aufgequollen. Aufgrund der Giftzustände im Darm sieht der Stuhlverstopfte oft aufgedunsen aus. Der Gesichtsausdruck ist schwammig, sulzig, die Haut oft fettig mit Pickeln oder mit trockenen, schuppigen Unreinheiten, ver-

bunden mit Haarausfall. Die Haut zeigt deutliche Ermüdungs-
erscheinungen und ist in ihrer Farbe blaß, grau, gelblich und
ohne jede Spannkraft.

Jeder trägt die Visitenkarte seines Säftezustandes im Gesicht.
Im Gesicht haben wir den Spiegel, der die Reinheit des Blutes
und die Güte der Funktion des Verdauungsapparates wider-
spiegelt.

* * *

Heilfasten führt nicht nur zur Gesundheit und wirkt krankheitsverhütend, sondern ist durch die Entschlackung der Haut
auch die beste und preiswerteste Kosmetik von innen. Die
Haut kann nur so beschaffen sein wie der Blut- und Säftezustand im Inneren des Körpers. Haare und Nägel als Anhangs-
gebilde der Haut sind wiederum so beschaffen wie diese
selbst. Ist die Haut aufgrund stattgefundener intensiver Verunreinigung des Blutes mit Reizstoffen überlastet, so sind
die Haare in ihrem Degenerationsstadium viel dünner, kür-
zer, spaltig, brüchig und fallen leicht aus.

Die Nägel sind meist rissig, brüchig, unförmig verdickt, mit
Längsrillen oder Querrillen versehen, ohne festen Halt.

So wie sich der verschlackte Blut- und Säftezustand auf die
Haut durch schlechtes und älteres Aussehen auswirkt, so ist

er auch verantwortlich für die Entstehung vieler Krankheiten, insbesondere des Muskel- und Gelenkrheumatismus.

Der Blut- und Säftestrom in Form von ca. 9 Litern Verdauungssäften, Drüsensäften, Blut und Lymphe, in dem sich Schlacken und Giftstoffe befinden, wird durch die Filtermembrane der Darmschleimhäute so gründlich gefiltert, daß Giftstoffe aus dem ganzen Körper in das ‚Darmrohr' gelangen um den Leib mit der Darmentleerung zu verlassen. Schlacken aus der Muskulatur, den Gelenken und Geweben (besonders beim Rheumatiker) werden so aktiviert und mobilisiert und zum Filterorgan Darm transportiert, um dort gesammelt zu werden und mit der nächsten Stuhlentleerung den Körper verlassen zu können.

Geht man davon aus, daß der Organismus vom Darm aus vergiftet wird, darf man sicher sein, daß der Organismus durch die Umkehrung dieses Vorganges auch wieder entgiftet wird. Wichtigste Voraussetzung dafür bleibt die Entgiftung des Filterorgans ‚Darm.'

Ein kranker Darm zieht den ganzen Organismus in Mitleidenschaft. Dagegen gibt es kaum eine bessere Methode und wirkungsvollere Hilfe als das Fasten.

Bei kaum einer anderen Kur erfährt man eine derartige Darmreinigung, eine solche Blut- und Säftereinigung und eine solche Entschlackung und körperliche Entgiftung.

Bei keiner Kur wird der Darm so intensiv und gleichzeitig

schonend behandelt. Nirgends erhält der Patient eine bessere Kauschulung als bei dieser Kur, die auch hinterher beibehalten wird.

Mit Recht wird diese von Dr.Mayr konzipierte Kur als Regenerations-Kur, als Verjüngung von innen, bezeichnet. Die Zusammenhänge erklärt er in dem Buch ‚Schönheit und Verdauung.'

Nach einer Kur liegt die Chance, von chronischen Krankheiten verschont zu bleiben, in einem gesundheitsfördernden Lebensstil, d.h. vor allen Dingen in einer vernünftigen Ernährung, einem angemessenen körperlichen Training und einer seelischen Ausgeglichenheit.

Ich muß Patienten oft sagen, daß ihr Organismus förmlich nach Entgiftung schreit. Es wird bei ihnen höchste Zeit, daß sie einmal Tür und Tor aufreißen, um sich über den Darm, die Nieren, die Haut und die Atmung zu entgiften. Viele Menschen sind heute von ihren Ernährungs- und Verdauungsschäden unverkennbar gezeichnet. Wer einmal gelernt hat, durch das in Mayr-Diagnostik geschulte Auge zu sehen, wird auf Schritt und Tritt die Scheingesunden im Krankheitsvorfeld erkennen.

Der uralten Wahrheit des heilenden Fastens stehen immer noch Vorurteile bei Patienten und bei Ärzten gegenüber. Solange diese ‚Außenseiter'-Methode nicht voll und ganz anerkannt ist, wird man noch viele Patienten ans Bett gefesselt halten.

Sieht sich der Fastenpatient, der seine Krankheit durch Heilfasten behandeln läßt, mehr oder weniger verständnislosen Familienmitgliedern gegenüber, wird er es manchmal schwer haben, schwachen Momenten erfolgreich zu widerstehen. Es wird auch immer Besserwisser geben. Unwissende wie sogenannte Besserwisser stellen unter Umständen eine Gefahr für den Kurverlauf dar.

Mancher Außenstehende hält sich für einen Spezialisten und fühlt sich berechtigt, bei einer ‚Hungerkur' mitzureden. Bei richtiger Durchführung aber kann man gar keinen Hunger verspüren. Daher ist die Bezeichnung ‚Hungerkur' vollkommen falsch.

Und manche Neider, meist ‚gefräßige Dicke', werden nur böse Worte über diese ‚schädliche Kur' von sich geben. Abfällige Bemerkungen wie beispielsweise ‚vom Fleische fallen', ‚Schwindsucht', ‚Vitaminmangel', Zerstörung der Darmschleimhaut' und vieles andere mehr. Solchen Ratschlägen von überbesorgten und bösartigen Schwarzsehern geht man während der Kur am besten aus dem Wege und richtet sich nach den Anordnungen des Fachmanns für Fastentherapie.

Es empfiehlt sich, weder den Unvernünftigen noch den Taktlosen von einer solchen konsequenten Kur zu erzählen. Wenn diese sich eines Tages als Patienten selbst von der Diktatur der Genußsucht befreit haben, werden auch sie wirkliche Gesundung auf unserem mühelosen Weg erreichen können.

Da es aber auch vernünftige und verständnisvolle Mitmenschen gibt, die wissen, daß ihre Angehörigen und Freunde unter fachlicher Kontrolle stehen, werden sie als Laien nicht dazwischen reden, sondern den Patienten vielmehr unterstützen bei der Einhaltung seiner Kurvorschriften.

Leider gilt die kostensparende Naturheilkunde immer noch als Außenseiter-Methode. Doch bei zahlreichen dieser sogenannten Außenseitermethoden handelt es sich um Erkenntnisse namhafter Ärzte, mitunter schon aus dem vergangenen Jahrhundert, aber auch — wie hier — um zeitgerechte Verfahren, deren allgemeiner Einzug in die Medizin und deren Zulassung durch die Kassen wahrscheinlich noch Jahre dauern wird. Trotz der nachgewiesenen Behandlungserfolge und der kostensparenden Wirkung dieser Heilmethoden, müssen viele heilungssuchende Kassenpatienten diese Therapie vorerst noch aus eigener Tasche zahlen.

Die Voreingenommenheit gegenüber einer Außenseitermethode, sei es die Akupunktur, die Neuraltherapie, Frischzelltherapie, THX = Thymus oder die Homöopathie usw. verhindert, daß mehr Menschen rechtzeitig geholfen werden kann. — Die Kneipptherapie ist heute fester Bestandteil der Schulmedizin. Obwohl Pfarrer Kneipp nicht einmal Arzt war und man ihn vor 100 Jahren ausgelacht hat. Es mußte tatsächlich ein Jahrhundert vergehen, bis seine Methode sich durchgesetzt hatte.

Es geht nicht darum, uralt zu werden, sondern *gesund* alt zu werden. Es geht darum, den Jahren mehr Leben zu geben und nicht auf Hilfe anderer angewiesen zu sein.

Unser Fehlverhalten und die Folgen

Übergewicht

Übergewicht erzeugt eine Vielzahl von Störungen im Bereich der Organfunktion und des Stoffwechsels. Im Vergleich zu Normalgewichtigen ist die Lebenserwartung von Übergewichtigen verkürzt. Es ist nachgewiesen, daß man das Leben verlängern kann, wenn man bereit ist, eine energiearme Ernährung aufzunehmen.

Übergewicht entsteht immer dann, wenn mehr Energie in Form von Nahrung aufgenommen wird, als es für die augenblickliche Situation, die sich aus Lebensalter und körperlicher Aktivität ergibt, erforderlich ist. Am häufigsten tritt das Übergewicht bei Männern zwischen dem 40. und 50. Lebensjahr auf. Gewöhnlich werden anfangs 2 kg pro Jahr, später 3-4 kg pro Jahr zugelegt. So kann also in einem Jahrzehnt ein Übergewicht von 20 kg entstehen, ohne daß eine übermäßige Eßsucht entwickelt wurde.

Die wirkungsvollste Methode, sein Gewicht zu reduzieren, ist das Heilfasten.

Heilfasten mit gleichzeitiger Entschlackung des Körpers, Kauschulung und schon während der Kur Hinweise zur vernünftigen Lebensführung, bewirken im allgemeinen eine bessere Gewichtsabnahme, als dem übergewichtigen Patienten immer wieder das gesteigerte Risiko einer organischen Erkrankung drastisch vor Augen zu führen.

Wichtig ist es, die Ursache zu erforschen und zu behandeln, warum Nahrungsmittel in gesteigertem Maße verzehrt werden und herauszufinden, wie groß die Menge an Lebensmitteln ist, die vermehrt verzehrt wurde und aus welchen Gründen dies geschah.

Heilfasten darf auf keinen Fall mit einer Diät-Kur verwechselt werden, die als Abmagerungskur nur auf schnelle Gewichtsreduktion hinwirkt. Es handelt sich nicht um eine Schlankheits-Kur, sondern um eine Therapie, die auch nur unter Aufsicht eines erfahrenen Fasten-Therapeuten durchgeführt werden sollte. In den letzten 10 Jahren haben meine übergewichtigen Patienten ca. 20 Tonnen Übergewicht zurückgelassen; Kilo für Kilo davon waren Krankheitsursachen oder Gesundheitsrisiken.

Wenngleich der Übergewichtige ca. 10 kg Gewicht in drei bis vier Wochen abnimmt, nimmt der untergewichtige Patient am Anfang nur minimal oder gar nicht ab, bzw. nach Gesundung seines Verdauungsapparates langsam 100-Gramm-weise zu.

Magersucht

Ob fett- oder magersüchtig, die Norm läßt sich am Zustand des Darmes ablesen.

Magersucht im eigentlichen Sinne gibt es gar nicht; niemand ist süchtig danach, magersüchtig zu sein. Oft wird der Dürre fälschlicherweise als magersüchtig bezeichnet, weil er in sich hineinstopfen kann, ohne an Gewicht zuzunehmen. Dabei ist der Dürre, der gerne ein paar Pfund zunehmen möchte, viel schlimmer darmkrank als der Übergewichtige. Er ist ein solch schlechter ‚Futterverwerter‘, daß sein Darm nicht einmal in der Lage ist, aus dem Angebot, das ihm zugeführt wird, etwas herauszuholen.

So eine 36jährige Verkäuferin mit erheblichem **Untergewicht.**

Aus der Anamnese war zu erfahren, daß sie von Kindesbeinen an darmkrank war. Sie litt schon immer an Stuhlverstopfung. Bereits als Kind erhielt sie jeden Abend vor dem Schlafengehen eine Abführtablette von ihrer Mutter, die es ‚gut‘ mit ihr meinte. Schon die Mutter wußte nicht, daß man auch ohne Abführmittel auf die Toilette gehen kann. Damit ihre Tochter nur ja nicht verstopft, wie sie selbst seit Jahrzehnten, wollte sie vorbeugen. Bis zuletzt brachte die Mutter ihrer Tochter, obwohl diese selbst längst Familie hatte, das Essen in deren Laden. Am Nachmittag Kuchen, Schokolade und sonstige Süßigkeiten. Unter der Ladentheke hatte die Patientin immer Naschereien, ein Arsenal von Süßigkeiten.

Tagsüber aß sie davon, weil sie immer die mahnenden Worte ihrer Mutter im Ohr hatte: ,,Kind, du mußt essen, damit du ein paar Pfunde dazubekommst ".

Trotz Mastkost und den Unmengen von Süßigkeiten nahm die

Patientin nicht zu. Es entwickelte sich mit den Jahren ein Wi-
derwillen gegen den Verzehr von Fleisch und Gemüse. Sie aß
in großen Mengen Rohkost wie Obst, Salate und natürlich
Unmengen von Zucker.

Allein durch das Absetzen dieser schwer verdaulichen Kost,
durch die Schonung des Darmes und die Regeneration des
Sättigungs- und Geschmacksreflexes mit späterer Umstellung
des Kostplanes kam die Patientin wenige Wochen nach der
Kur auf ihr Sollgewicht.

Die Schonung des Darmes führte hier zur Gesundung des
Verdauungsapparates, so daß dieser die zugeführte Nahrung
voll auswerten konnte und sich dies positiv auf das ganze
Allgemeinbefinden der Patientin auswirkte.

Gestörte Darmflora

Rohkost im Übermaß ist schwer verdaulich. Durch Gärung
entwickelt sich in den Därmen eine Art Fusel. Wie bei einem
Alkoholiker gilt als Merkmal oft eine rote Nase und ein blau-
rot gefärbter Teint. Daher sollte am Abend nach Möglichkeit
niemals Rohkost verzehrt werden.

Je weiter der Tag fortschreitet, um so mehr läßt die Verdau-
ungsleistung nach. Alles, was man nach 19 Uhr zu sich
nimmt, wird nicht mehr verdaut und geht in der Nacht in Gärung und Fäulnis über. Ein Autofahrer läßt seinen Motor
nicht warmlaufen, um dann den Wagen, wenn der Motor am
heißesten ist, in die Garage zu fahren. Selbst bei einem

sogenannten Verdauungsspaziergang am Abend wird nicht mehr verdaut. Erst am frühen Morgen zwischen 3 und 4 Uhr setzt der Verdauungsvorgang wieder ein. Hier arbeitet er sogar auf Höchstleistung.

Zu dieser Zeit werden viele Menschen wach, werden aus dem Schlaf gerissen oder haben Alpträume, schlafen unruhig. Zu dieser Zeit also, wenn ihr Verdauungsapparat seine Tätigkeit aufzunehmen beginnt. Hierbei handelt es sich nicht um schlafgestörte Patienten, sondern um Darmpatienten. Sie werden über das Einsetzen des Entgiftungsvorganges wach. Diese Patienten benötigen keine Schlaftabletten, sondern vielmehr eine Darmsäuberung und eine Umstellung ihrer Eßgewohnheiten.

Ein uraltes Sprichwort besagt:

„Iß morgens wie ein König,
mittags wie ein Edelmann,
abends wie ein Bettler."

Für die Rohkost gilt zum Beispiel:

„Apfel am Morgen: Gold,
Apfel am Mittag: Silber,
Apfel am Abend: Stein!"

Morgens, wenn der Darm auf Höchstleistung arbeitet, sollte schwer verdauliche Kost gegessen werden. Mittags schon weniger und abends nur noch ein kleiner Imbiß.

Durch das falsche Essen zur falschen Zeit entstehen im Darm Gase und Zersetzungsstoffe, die ihn in hohem Maße schädigen und die normale Darmflora zerstören.

Ebenso verhängnisvoll ist es, zu essen, obwohl man keinen Hunger hat. Oder zu essen, wenn man müde ist. Ein müder, kraftloser Verdauungsapparat verdaut nicht. Falsch ist es auch, zu essen, wenn man keine Zeit hat, weil hierbei unzureichend gekaut und eingespeichelt wird. Es ist in der Tat so, daß unser Verdauungsapparat verschiedene Nahrungsmittel zu bestimmten Tageszeiten, oder in bestimmten Situationen nicht verarbeiten k a n n.

* * *

Fallstudien

Bei fettleibigen Menschen beobachtet man oft große Gemütsschwankungen. Sie stopfen aus Enttäuschung oder aus Traurigkeit alles in sich hinein, wie um sich selbst zu bestrafen. Sie ‚fressen' aus Verzweiflung über ihre Fettleibigkeit.

* * *

So auch eine Patientin im Alter von 32 Jahren, die an **Fettleibigkeit** *litt und ein Gewicht von 110 Kilo auf die Waage brachte. Mehrmals in der Woche spazierte sie durch Kaufhäuser und Boutiquen und schwärmte von den modischen Kleidern. Bei ihrer Kleidergröße war es ihr aber unmöglich, etwas für sie Passendes zu finden. Aus Enttäuschung hierüber war ihr jede ‚Pommesbude' und Eisdiele willkommen. So verbrachte sie mehrere Stunden am Tag in Eisdielen und Imbißstuben. Auch an ihren Kindern gingen die Bestellungen von Eis und Bratwurst nicht vorüber.*

Bei dieser Patientin habe ich mit Teefasten begonnen und ging später auf Milch-Brötchen-Diät über. Sie hat mit einer Kur ihr Übergewicht um 30 Kilo reduziert. Nach einigen Monaten wollte sie noch einmal 10 Kilo abnehmen. Damit sie nicht in ihre alte Eßgewohnheit zurückverfällt, habe ich dieser Patientin einen regelmäßigen Fastentag in der Woche auferlegt. Daneben kam sie einmal in der Woche noch in meine Praxis. Die zweite Fastenkur erübrigte sich, weil sie wöchentlich zwischen 400 und 500 Gramm abnahm. Schließlich hatte diese Patientin 40 Kilo Übergewicht verloren, trägt modische Kleidung und hat jetzt eine völlig andere Beziehung zur Nahrungsaufnahme.

* * *

*Ein Handwerksmeister, 43 Jahre alt, mit einem Gewicht von 123 Kilo, fühlte sich im eigentlichen Sinn nicht krank, aber auch nicht gesund. Er war es gewohnt, kräftig zu arbeiten, aber auch deftig zu essen. Auf mein Befragen, was ihm am meisten auf dem Herzen läge, gab er zur Antwort, daß weniger sein Gewicht ihn bedrücke als vielmehr sein **Schnarchen** in der Nacht, da dies seine Frau besonders störe. Er war neu verheiratet und sagte mir, er gäbe alles darum, sein Schnarchen loszuwerden. In der Tat hatte er schon viel Geld dafür ausgegeben. Es muß wohl ein unerträgliches Schnarchen gewesen sein.*

Schon nach einer Woche Behandlung berichtete mir der Patient, daß das Schnarchen erheblich nachgelassen hätte. Dieser Patient hat dann sein Schnarchen ganz und von seinem Übergewicht eine Menge verloren, trotz körperlicher Arbeit im normalen Berufsalltag.

Es wird mir oft von Patienten berichtet, daß sie ihr Schnarchen verloren haben. Das ist zu erklären. Bei darmträgen Menschen ist die Zungenmuskulatur voller lähmender Darmgifte, sodaß die Zunge in der Nacht bei völliger Entspannung regelrecht nach hinten in den Rachen hineinrutscht und hier die Atemwege zum Teil verengt. Die Atemluft muß sich so vorbeiquetschen und es entstehen die typischen Schnarchgeräusche. Mittels Entgiftung über die Darmreinigung verliert sich das Schnarchen völlig.

* * *

Ebenso verbessert sich das **Ein- und Durchschlafen.** *Mit der Darmreinigung werden Gifte aus dem Körper ausgeschieden, die ständig Erregungszustände des Gehirns verursachten. Kalte Hände und Füße, Kältegefühl im übrigen Körper, Unruhe und Schmerzen im Leib, hervorgerufen durch entzündliche Prozesse in den Gedärmen aufgrund der Darmträgheit, schwinden und lassen die Schlaflosigkeit in einen tiefen, festen siebenstündigen Schlaf ohne Alpträume übergehen.*

In den Sommermonaten kann ich mir häufig die Patienten schon morgens ab 6 Uhr in meine Praxis bestellen. Sie sind morgens hellwach, ausgeruht, frisch und munter.

* * *

Alle möglichen **Entzündungen,** *ob akuter oder chronischer Art, ob mit oder ohne Eiterungen, schreien geradezu nach der ableitenden, reinigenden Entgiftung über die normalen Wege Darm, Niere, Haut, Atmung. Ob bei Venenentzündung, entzündeten Hämorrhoiden, Entzündungen der weiblichen Beckenorgane, auch bei Zystenbildungen, Nieren- und chronischen Blasenentzündungen..., wo immer Entzündungen mit Ablagerungen und Verklebungen aufgetreten sind, geht es im Besonderen darum, die abgelagerten Schlacken zu aktivieren und mittels Entgiftung auszuscheiden.*

Hierbei wirkt das Fasten und die damit verbundene Darmreinigung ausgesprochen entzündungswidrig.

* * *

Hitzewallungen bei **Wechseljahrsbeschwerden** *der Frau sind meist nach drei Wochen verschwunden.*

Ich habe Frauen als Patientinnen erlebt, die sich in der Nacht achtmal umziehen mußten. Fällt die monatliche Entgiftung bei Frauen in den Wechseljahren aus und kommt diese Giftlage zu der ohnehin bestehenden Giftlage hinzu, versucht der Körper mittels Entgiftung über die Haut, in Form von Hitzewallungen, sich dieser Giftlage zu entledigen.

* * *

Unterschenkelgeschwüre *sind fast immer ein Ventil des Körpers, der sich so seiner Giftlage über die Haut entledigen möchte.*

So ein Patient, 63 Jahre, mit massiver Darmträgheit, Stuhlverstopfung seit 20 Jahren, Krampfadern aufgrund von Stauungen im Pfortaderkreislauf (zwischen Darm und Leber). Übergewicht, übelriechende Hautausdünstung. Die Anamnese ergab, daß dieser Patient ein ‚offenes Bein' hatte (Ulcus cruris). Seit Jahren versorgte er sein Bein mit Zinksalben, Kompressionsverbänden usw. Er hatte in dieser Zeit mehrere Hautärzte konsultiert, aber es blieb bei der symptomatischen Behandlung mit Salben, Tinkturen und den üblichen Verbänden. – Nach 4 Wochen Darmreinigungskur und Wiederherstellung einer normalen funktionsfähigen Entgiftung und unter Einwirkung von Luft – mit dem Föhn wurden die scharfen, ätzenden Sekrete ohne ständige Verbände getrocknet – wurde aus einem 5-Markstück-großen Geschwür ein pfenniggroßes Geschwür, bis es nach 7 Wochen restlos abgeheilt war.

* * *

Ein Lehrer, 38 Jahre, aus Duisburg kommt in die Praxis wegen seiner seit 20 Jahren bestehenden chronischen **Nesselsucht** *(Urticaria). Schubweiser Juckreiz am ganzen Körper mit feuerroter Quaddelbildung auf der Haut. Der immer wieder auftretende Juckreiz mit Deformierung der Haut und der Schleimhäute (Auge und Mund) machte ihn mit* *den Jahren lebensüberdrüssig. Der Patient war bei vielen Ärzten und in vielen Kliniken. Als Lehrer hatte er Aufzeichnungen gemacht und nachgewiesen, daß er bei 94 Ärzten war. Außer mit Cortison war jede bisherige medikamentöse Behandlung ohne Erfolg. Ein weiterer Krankenhausaufenthalt stand bevor.*

Der Untersuchungsbefund ergab eine starke Gärungsdyspepsie im Darm; unregelmäßiger Stuhlgang, meist durchfallartig. Bei dieser starken Gärungsdyspepsie mit Zwerchfellhochstand, sowie 14 Kilo Übergewicht, vorwiegend am Bauch, ergab der Befund intestinalen-Auto-Intoxikation (Selbstvergiftung aus dem Darm).

Der Patient erzählte, daß in all den Jahren bisher nur ein einziger Klinikarzt sich um das Befinden seines Verdauungsapparates intensiv gekümmert habe und hierin einen Zusammenhang mit seiner Krankheit sah. Bedauerlicherweise konnte der Patient von diesem Arzt nicht weiter behandelt werden. Bei dreiwöchiger Darmreinigung kam es zunächst zur Ausscheidung übelriechender, dunkler, giftiger Stuhlmassen. Danach ließen sofort die Schübe wie Jucken und Quaddelbildung nach und der Patient war nach 6 Wochen beschwerdefrei. Er hat in dieser Zeit sein Gewicht um 12 Kilo reduziert, und nach 6 Monaten erzählte er mir am Telefon, daß er noch immer keinen Schub hatte sowie stolz sein Gewicht halte.

* * *

Eine Patientin, 52 Jahre, die wegen Gallensteinen zur Gallenblasenoperation vorgesehen war, sollte vorher ihr Gewicht um 10 Kilo reduzieren. Die Untersuchung ergab, daß sie außer Gallensteinen eine chronische **Gallenblasenentzündung** *hatte. Schon während der Kur ließen die Gallenkoliken nach . Nach vierwöchiger Kur sowie zwei Wochen Übergangskost hatte die Patientin nicht nur 10 Kilo abgenommen, sondern auch keine Stuhlverstopfung und keine Gallenschmerzen mehr.*

Das Reiben der Gallensteine an der entzündlichen Gallenblasenwand hatte die schmerzhaften Koliken verursacht. Allein durch die Kurbehandlung war die Entzündung der Gallenblase behoben und die Patientin beschwerdefrei.

Diese Patientin habe ich ein ganzes Jahr beobachtet. Ich riet ihr, ihr Gewicht zu halten und einmal wöchentlich, später alle 14 Tage, einen Milch-Brötchen-Tag einzulegen und an dem darauffolgenden Tage zu mir in die Praxis zur Darmbehandlung zu kommen. Seither sind 3 1/2 Jahre vergangen, und für die Patientin besteht bis heute kein Anlaß zur Operation.

* * *

Ein Kaufmann, 46 Jahre, kam wegen seiner seit 20 Jahren bestehenden **Migräneanfälle** *zu einer ambulanten Kur. Verbunden waren seine zwei- bis dreitägigen Anfälle mit Kon-*

zentrationsschwäche, Leistungsabfall, Nervosität bis hin zum Erbrechen. Medikamente, Untersuchungen sowie Klinikaufenthalte hatten bisher keinen Erfolg gebracht.

Obwohl der Patient sein Sollgewicht hatte und eigentlich kein klinischer Befund zu erkennen war, ergab die Untersuchung, daß der gesamte Bauch eingezogen, spastisch entzündet war.

Während der ersten beiden Kurwochen verliefen einige Anfälle noch so stark, daß der Patient geneigt war, die Kur abzubrechen. Seine Frau motivierte ihn, die Kur durchzuhalten. Als das Abdomen immer weicher wurde, vollzog sich eine massive, mißfarbige Stuhlentleerung und die Intensität der Migräneanfälle ließ nach. Nach 5 Wochen Darmreinigung mit einer milden Ableitungsdiät bei ausreichender Sättigung und voller Berufstätigkeit ließ die Konzentrationsschwäche nach. Es kam zu keinem Migräneanfall mehr und die Nervosität ging über in angenehme Entspannung bei gleichzeitig verbesserter Leistungsfähigkeit.

Der Patient versprach mir, mich drei Monate nach der Kur anzurufen, um mir sein Befinden mitzuteilen. Als sechs Monate vergangen waren und der Patient sich nicht gemeldet hatte, rief ich ihn im März 79 an. Zwei Tage nach unserem Telefonat erhielt ich einen Brief*) von ihm, weil es ihm ein Bedürfnis war, sich bei mir zu bedanken.

---

* Der Patient bestätigte, daß er seit 20 Jahren unter Migräne gelitten hatte und es noch gar nicht verstehen könne, nach der Kur keinen Anfall mehr bekommen zu haben. Lediglich bei den vergangenen Herbststürmen habe er einmal leichte Kopfschmerzen verspürt, die aber kurze Zeit darauf weg waren (Dieser Brief und zahlreiche ähnliche sind beim Autor einzusehen).

Eine Pensionärin, 60 Jahre, war mit 49 Jahren wegen Band-scheibenschadens vorzeitig in den Ruhestand versetzt wor-den. Stuhlverstopfung seit 30 Jahren, Osteoporose, ausge-prägter Rundrücken mit Buckelbildung. Starke Schmerzen an der gesamten **Wirbelsäule.** *Muskelgewebe und Haut stark atrophiert. Typische Entenhaltung. Seit Jahren in Behand-lung und trotz Medikamenten, Bestrahlung, Massagen keine Besserung der Beschwerden.*

Nach 5 Wochen Kur hatte sich durch die Verkleinerung des Bauchmaßes das Becken in die Normallage versetzt und die Wirbelsäule sich in der Statik gerichtet, sodaß die Patientin völlig schmerzfrei wurde. Keine Bewegungseinschränkung und keine Stuhlverstopfung mehr.

* * *

Bekämpfung zweier Volksseuchen

Rheuma

Die vom Rheuma-Hilfswerk empfohlene Behandlung des Rheumas besteht in erster Linie in einer Entgiftungsmaßnahme mit Hilfe dieser Bindegewebs- und Darmentschlakkungs-Kur. Die Erfahrung lehrt, daß das Heilfasten bei der Rheumabehandlung an die erste Stelle gehört.

Rheuma entsteht unter anderem durch Fremdstoffe (Gifte) im Körper. Diese wichtige Erkenntnis ist der Grund, warum die naturheilkundliche Rheuma-Therapie so großen Wert auf die Ausleitungsverfahren zur Blut- und Säfte-Reinigung legt. Schadstoffe dürfen auf keinen Fall ,eingeheilt', das heißt im Körper eingelagert werden. Vielmehr muß der Körper regelrecht durchgespült und durchgelüftet werden, damit er sich von Schadstoffen befreien kann.

In der biologischen Rheuma-Therapie steht die Entgiftung des Organismus an erster Stelle. Man darf sich keinesfalls auf ein Organ oder auf ein Gelenk beschränken, sondern die Behandlung soll auf die gesame Konstitution des menschlichen Körpers einwirken, bei einer gezielten Entgiftung und Ausleitung mit Hilfe der biologischen Medizin.

Parallel zur Entgiftungskur verordne ich seit Jahren dem Rheuma-Patienten zusätzlich eine biologische Rheumakur, die die Ausscheidung von angesammelten harnsauren Salzen an den verschiedensten Körperteilen begünstigt, insbesondere an und in den Gelenken. Das führt dazu, daß vielen Rheumatikern durch das Heilfasten mit seiner entgiftenden Wirkung und durch die biologische Rheumakur endlich, nach oft jahrelanger ergebnisloser Erprobung anderer Maßnahmen, geholfen wird.

Eine Präparatekombination mit bemerkenswert guter Verträglichkeit, die auf jahrzehntelanger Erfahrung beruht und frei von Nebenwirkungen ist, bietet der Hersteller biologischer Heilmittel Syxyl mit seiner Rheuma-Kur. So z.B. haben Arthrixyl Forte und Harnsäuretropfen die Eigenschaft, bei bestimmten Mangelerscheinungen auf den Organismus einzuwirken. Vor allem auf die Unfähigkeit des Körpers, abgelagerte Harnsäure auf natürliche Weise über den Stoffwechsel zu beseitigen. Beide Präparate sind angezeigt bei rheumatisch-neuralgischen Beschwerden und chronischen Formen des Muskel- und Gelenkrheumatismus. Die Zusammensetzung ist so gewählt, daß eine merkbare Harnsäure-Ausscheidung vonstatten geht. Somit sind Arthrixyl Forte als Harnsäure-Löser und die Harnsäuretropfen mit ihrer ausschwemmenden Wirkung eine ideale Ergänzung zur Rheuma-Therapie. Ebenso haben sich Laima-Injektionen bewährt, die unter die Haut oder in die entsprechenden Akupunkturpunkte injiziert werden, um auf schnellste Weise eine biologische Reiztherapie einzuleiten, die schon nach kurzer Zeit eine Besserung verspüren läßt.

Allergien

Bei Allergien ist erstaunlicherweise zu beobachten, daß ein Mensch manchmal erst mit 45 Jahren plötzlich allergisch reagiert. 45 Jahre hatte er keine Allergie und seiner Meinung nach ganz normal gelebt. Auch hier hat die nun ausbrechende Allergie ganz bestimmte Ursachen, die behoben werden müssen — und nicht etwa nur die Symptome.

Allergien treten in den verschiedensten Körperregionen auf, ohne feste Regel und mit den unterschiedlichsten Symptomen, wie z.B. Übelkeit, Erbrechen, Zungenödem, Entzündungen im Mund und Rachenbereich sowie Krämpfe der Speiseröhre. Des weiteren können sich Durchfälle, Blähungen, Koliken oder Dickdarmgeschwüre bemerkbar machen.

Die verantwortlichen Allergene finden sich offensichtlich sehr verbreitet in den alltäglichen Nahrungsmitteln. Nicht die Nahrungsmittel als solche, sondern ganz bestimmte Inhalts- oder Begleitstoffe verursachen dabei die Erkrankungen.

Beim ersten Kontakt mit einem Fremdkörper (Antigen) aus der Nahrung, schaltet sich der Abwehrapparat des Darmes ein, eine normale Reaktion. Sie ist eine Vorsichtsmaßnahme des Körpers gegen bestimmte Inhaltsstoffe der Nahrungsmittel. Dabei wird eine spezifische Abwehrsubstanz (ein Antikörper) freigesetzt. Dieser Antikörper verbindet sich mit dem Antigen bereits im Darminneren und macht es dadurch unschädlich. Meist mogelt sich jedoch ein kleiner Teil der Antigen-Moleküle dennoch an der Antikörper-Polizei vorbei.

Die Fremdkörper gelangen über einen komplizierten Stoffwechselvorgang in das lymphoide Darmgewebe. Es folgt eine Antigen-Antikörper Reaktion. Hier kann es zu krankhaften Reaktionen kommen, weil bestimmte Stoffe wie etwa das Gewebshormon Histamin als Überträgerstoff freigesetzt werden.

Auch Medikamente, die gegen Allergien angepriesen werden, können selbst Allergien hervorrufen.

Eine medikamentöse Behandlung beeinflußt nur die Symptome und behandelt nicht die Ursache der Allergie. Gerade Allergien nehmen in einem erschreckenden Maße zu.

Ob eine Allergie ausheilt oder in ein chronisches Siechtum übergeht, wird nicht nur durch Giftbeimengungen zu Nahrungsmitteln entschieden, sondern in erster Linie durch die Heilreaktion des lymphatischen Darmgewebes, die körpereigenen Abwehrkräfte und das Ausmaß einer vorhergegangenen Darmschädigung. – Auch hier spielt der Darm wieder eine wesentliche Rolle.

* * *

Aufklärung
ist notwendig

Prävention und auch Sekundärprävention, d.h. Vorbeugen
und Verhüten — werden leider immer noch wenig betrieben
und weiterhin klein geschrieben. Bei den Ärzten besteht keineswegs Einigkeit über unsere richtige Ernährung. Die meisten
Ärzte haben in ihrem Studium von Ernährung nichts gelernt,
man kann daher nicht von ihnen verlangen, Ratschläge zu
erteilen.

In einer Fernsehdiskussion am 27.11.1984 wurde von namhaften Ärzten erwähnt, daß der angehende Mediziner an der
Universität sogar volkswirtschaftlich ausgebildet wird, jedoch
nicht gesundheitstechnisch.

Ebenso wurde gesagt, daß die Deutsche Ernährungs-Gesell-
schaft (DEG), die seit 25 Jahren besteht, versagt habe, denn
die Krankheitskosten aufgrund falscher Ernährung beliefen
sich derzeit auf 45 Milliarden DM. Nicht allein, weil die Menschen der heutigen Gesellschaft *zuviel* essen, sondern weil
sie *falsch* essen und sich vorwiegend von Industrienahrung
ernähren. Die Nahrungsmittelindustrie sei zu mächtig und
ihre eigenen Interessen spielten für die heutige Fehlernährung
eine wesentliche Rolle.

Durch die staatliche Übersubventionierung des Zuckers, der ein Fehlprodukt unserer Nahrung ist, werden Kinder auf Süßes programmiert und ihr Geschmack beeinflußt. Man denke nur an die Zuckertees, die den Säugling beruhigen sollen, tatsächlich aber noch mehr Durst und Blähungen verursachen.

Ob ‚Kinder-Schokolade' oder ‚Erwachsenen-Schokolade' – Schokolade kann nie gesund sein. Ebenso ist natürlich ein gesundes Pausenbrot einer sogenannten ‚Milchschnitte' vorzuziehen. Beleidigend für ein altes Sprichwort ist die werbliche Verdrehung „ein leerer Bauch studiert nicht gern".

> **„Im Schweiße deines Angesichts sollst du dein Brot essen!" – Heute schwitzt der Mensch beim Essen.**

In der genannten Fernsehdiskussion wurden einige eindeutig ernährungsbedingte Krankheiten aufgezählt:

Karies	Diabetes
Parodontose	Stoffwechselkrankheiten
Fehlstellung der Zähne	Nierensteine
Rheuma	Herzinfarkt
alle Steinbildungen	Fettsucht
Arteriosklerose	

Man muß viel mehr Krankheitsvorsorge und Aufklärung betreiben. Aufklärung und Vorbeugung gegen verfrühte Krankheits-, Alterungs- und Aufbrauchprozesse sowie vorzeitigen Leistungsabfall. Stoffwechselprodukte, Fremd- und Schadstoffe, die sich oft schon von frühester Jugend an in den Gefäßen, Gelenken und Geweben ablagern, vermindern allmählich die Organleistungen. Widerstandskraft, Vitalität und Lebensfreude nehmen ab. Unlust, Vergeßlichkeit und andere Beschwerden zeigen sich.

Übergewicht, seine Folgezustände und -risiken wie zu hoher Blutdruck, zu hoher Cholesterin- und Fettspiegel, Verkalkung, Schlaganfall, Herzinfarkt, Fettleber, Fettembolie, Diabetes, Gicht usw. sind fast immer ernährungsbedingt.

Weichteil- und Gelenkrheuma, Gicht, Wirbelsäulen- und Bandscheibenschäden hängen meist eng mit fehlerhaftem Stoffwechsel zusammen.

* * *

Die Kur hilft!

Das eigentliche Ziel einer solchen Kur ist, daß man anschließend wieder ohne Einschränkungen alles essen darf. Meinen Patienten rate ich, auch nach der Kur-Behandlung die Nahrung langsam zu kauen und einzuspeicheln und Zuckerprodukte sowie Schweinefleisch von ihrem Speiseplan zu streichen.

Die Kur soll nicht etwa vermitteln, sich nur noch von Milch und Brötchen zu ernähren. Auch wird niemand zum Gesundheitsapostel erzogen. Aber jedem soll diese Kur den Weg zur Gesundheit ebnen können, soll sie zugänglich sein, finanziell erschwinglich, durchführbar im normalen Berufsalltag, in der ambulanten Praxis oder stationär, fernab von Hetze, Telefon, Streß und Alltagssorgen.

Wie die Kur sich im einzelnen gestaltet, ist von der individuellen Verfassung und dem gesundheitlichen Zustand des Patienten allein abhängig. Was ihm vermittelt werden muß, ist Einsicht in seinen Krankheitsverlauf, die es ihm ermöglicht, sein bisher praktiziertes Fehlverhalten abzustellen und krankmachende Faktoren zu vermeiden.

Nach gründlicher klinischer Untersuchung, nach Humoraldiagnostik und dem Erfassen von Maßen und Meßwerten im Stehen und Liegen und unter Berücksichtigung aller Kriterien nach der Mayr-Diagnostik, die ca. 1 Stunde dauert, erfolgt je nach Zustand und Bedürfnis des Patienten die Aufstellung des Kurplanes.

Die Diagnostik ermöglicht es, dem Patienten ganz bestimmte und wesentliche Fehler seiner Ernährung vor Augen zu führen und ihm klar zu machen.

Es sollte sich aber niemand verleiten lassen, *Selbstversuche ohne fachkundige Leitung* anzustellen, da eine solche grundlegende und tiefgreifende Heilmaßnahme wie diese Therapie ausnahmslos der fachlichen Leitung und Behandlung eines dafür exakt ausgebildeten Therapeuten bedarf.

Ich kenne Fälle, wo leichtfertig und unrichtig durchgeführte Kuren Schädigungen verursachten.

Nach der Diagnose-Stellung folgt ein ausführliches und umfassendes Gespräch, für das mindestens 1 Stunde Zeit gerechnet wird. Besonders der chronisch Kranke ist darauf angewiesen, daß man ihm die Zusammenhänge seiner Krankheit genauestens erklärt, damit er einen echten Nutzen für seine gesundheitliche Zukunft daraus zieht.

Von äußerster Wichtigkeit ist, daß der Kurleiter die *Diagnostik nach Mayr* beherrscht. Erst hierdurch erhält er ein umfassendes Bild von dem Krankheitszustand des Patienten, seinem Vergiftungs- und Verschlackungsgrad und seiner Fastenbedürftigkeit.

Besonders die manuelle Darmbehandlung, die als entscheiden-
de Hilfe für die rasche Gesundung des Patienten dient, darf
nur von geschulter und erfahrener Hand durchgeführt werden.

In meiner Praxis dürfen Assistenten erst nach mehrmonati-
ger Spezial-Ausbildung selbständig am Patienten praktizieren.
Voraussetzung ist, daß sie selbst als Patient eine solche Kur
durchgeführt haben, um das Selbsterlebnis am eigenen Leibe
zu erfahren und volles Verständnis für die gesamten körperlichen und seelischen Geschehnisse aufzubringen.

* * *

Stationär
oder ambulant ?

Die Entscheidung, ob eine Kur ambulant oder stationär durchzuführen ist, hängt vom Gesundheitszustand des Patienten ab. Kuren können im normalen Arbeits- und Berufsalltag durchgeführt werden. Angehörige aller Berufsarten, ob Schwerstarbeiter, Hausfrauen, Mechaniker, ob körperlich oder geistig Arbeitende, wie Angestellte, Politiker oder Universitätsprofessoren, haben ohne berufliche Einschränkungen die Kur mit Erfolg durchgeführt.

Natürlich fällt bei stationären Kurpatienten auf, daß sie einen wesentlich besseren Erholungseffekt vorweisen. Das kommt dem Ziel dieser Kur — eine Ganzheitsbehandlung unter Inanspruchnahme aller zur Verfügung stehenden Naturheilverfahren anzubieten — entgegen. Der stationär kurende Patient ist nach 3 bis 4 Wochen erholt, regeneriert, verjüngt aussehend, um etliche Pfunde leichter. Mit neuen Ideen aufgetankt kann er die Heimreise antreten.

Wesentlich ist, daß auch bei der ambulanten Kur der Patient mindestens fünfmal in der Woche behandelt wird. Die Durchführung der Kur und deren Dauer müssen auf die Beanspruchungen des Patienten und sein Befinden während der Kur abgestimmt werden. Die tägliche Behandlung darf nicht fehlen und die Diätform ist zur rechten Zeit auf eine milde Übergangskost zwecks Kurausleitung umzustellen.

Für viele Patienten ist ein wirksames Heilverfahren und eine durchgreifende Generalüberholung des gesamten Organismus ohne Krankenhaus- oder Sanatoriumsaufenthalt in der ambulanten Praxis möglich. Die Berufsausübung fällt schon während der Kur leichter.

* * *

Ist jedoch der Gesundheitszustand des Patienten schon sehr angegriffen, oder steht er im Privat- und Berufsleben ständig unter Streß, so ist eine stationäre Behandlung in einem dafür geeigneten Haus zu empfehlen. Besonders dem Urlauber ist zu empfehlen, eine solche Kur während seiner Ferien, zur Vorbeugung durchzuführen. Der klassische Hotelgast strebt heute nicht nur nach Urlaubsfreuden, sondern vielmehr nach den Anwendungen einer Kur.

Wie Dr.med.Rauch treffend feststellt: „Als Kurziel gilt, so gut wie möglich innerlich entschlackt, entlastet, erleichtert, erholt und verjüngt, mit neuer Spannkraft, Lebensfreude und guten Vorsätzen aufgetankt, die Heimreise antreten zu können".

Nichts Wesentliches wird einem im Leben geschenkt. Man muß daher auch an seiner Gesundung mitarbeiten und ehrlich bemüht sein, einen vielleicht entscheidenden Gesundheitsurlaub konzentriert und konsequent durchzuführen, um den Erfolg zu sichern. Es besteht die Möglichkeit, seinen Kur-Urlaub mit Wanderungen in der frischen Luft, mit Reiten, Segeln, Schwimmen usw. zu verbinden. Dieses Kuren entspricht den Bedürfnissen des modernen Menschen. Ist man umgeben von Mitfastern, so wird die seelische und körperliche Einstellung zum Fasten ohne Hunger viel leichter zu bewältigen sein.

An dem unvergleichlichen therapeutischen wie prophylaktischen Wert des Heilfastens und der Naturheilkunde ist nicht zu zweifeln. Der beste Arzt ist und bleibt die Natur. Sie zu unterstützen sollte unser Bemühen sein.

Sicher ist ein Fastenurlaub kein alltäglicher Urlaub. Wenn aber dabei Kilos schwinden, die man gern los sein möchte, erlebt man, daß Fasten nicht Verzichten bedeutet. Wer fastet, erfährt, daß Geist und Körper sich gegenseitig dienen. Auch die Medizin ist heute endlich dabei, den Wert des Fastens für ihren Bereich zu entdecken.

Ein noch größerer Segen wird sich demjenigen erschließen, der die Früchte des Fastens für seinen Geist wirksam werden läßt. Fasten ist ein Heilweg zu einer neuen personalen Ganzheit.

- Warum also nicht eine Zeit des Jahres dafür nutzen!? -
Ein beachtlicher Heilfaktor ist die innere und äußere Ruhefindung während der Kur.

Medikamente können in den meisten Fällen schon während der Kur abgesetzt oder wesentlich reduziert werden. Noch benötigte Medikamente haben eine wesentlich höhere Wirksamkeit.

Der Kur-Patient soll während dieser Kur nicht das Fasten erlernen, sondern das richtige Essen. Bei einer gut durchgeführten Kur wird im Besonderen die Leistungsfähigkeit des Körpers und das gesamte Wohlbefinden in einem Maße verbessert, daß es für den Patienten und für mich immer ein wunderbares Ereignis ist. Welche Regenerationskraft ruht im menschlichen Körper bis ins hohe Alter hinein! Hohes Alter ist daher auch keine Gegenanzeige des Fastens (lediglich bei Altersschwäche). Ein ,jung' gebliebener Greis, der sein langes Leben vernünftig gelebt hat, kann auch im hohen Alter sehr gut fasten und wird hierauf erfolgreich reagieren. Mein ältester Patient war ein pensionierter Oberamtmann im Alter von 93 Jahren. Nach Ende der Kur kannte er keine Blähungen mehr, hatte geregelten Stuhlgang und empfand ein hohes körperliches Wohlbefinden.

So habe ich Patienten aus Celle, Freiburg, Emden, Schweinfurt, Bonn, aus dem nahen Ausland, Holland usw. Mein Patient mit dem längsten Anreiseweg ist ein 2 1/2 -Zentner-Mann aus Polen. Und eine darmgeschädigte, seit Jahrzehnten an Verstopfung leidende Patientin aus San Francisco, die schon die zweite Kur im Abstand von zwei Jahren absolviert hat. Dies nicht etwa, weil sie wieder Beschwerden hatte, sondern weil sie sich zu keiner Zeit so wohl wie nach der Kur gefühlt hatte.

Die stationäre Behandlung, die ich wirklich jedem Interessierten herzlich empfehlen kann, weil sie sehr viel effektiver ist und einen positiven zwischenmenschlichen Kontakt zum Therapeuten ermöglicht, umfaßt Maßnahmen wie z.B.

das Baunscheidtverfahren,
Vollmassagen, Kreislaufbäder,
Chiropraktische Anwendungen,
falls nötig Sauerstoff-Mehrschritttherapie
autogenes Training usw.

Abendliche Gesundheitsvorträge runden das Behandlungsangebot ab. Zudem fällt es den Patienten leichter, mit Gleichgesinnten gemeinsam zu fasten.

* * *

Wann ist
die Kur erforderlich?

Herz- und Kreislaufstörungen sind meist ohne die üblichen Medikamente zu verbessern, was durch die Erfolge bei vielen tausend Kur-Patienten nachprüfbar ist. Nicht allein durch die kurbedingte Gewichtsverminderung, sondern durch die Entschlackung von Herzmuskel und Gefäßen und durch die Beseitigung der vielen bauchbedingten Herz-Kreislauf-Belastungen kommt es zur günstigen Beeinflussung dieser Krankheiten: Entstauung des Pfortadersystems, Verminderung des Zwerchfellhochstandes mit Querlagerung des Herzens und der gastro-cardialen Symptome.

Primär zielt diese Regenerationskur auf die Gesundung des Wurzelsystems des Menschen d.h. der Verdauungsorgane.

Fasten bewirkt mit wohlgekauter Schonkost den optimalen Schon- und Erholungseffekt für den Verdauungstrakt. Die verschiedensten Störungen, Entzündungen, Stauungen usw. lassen sich in relativ kurzer Zeit zurückbilden. Daher gehören zu den dankbarsten Kuranzeigen Entzündungen und gutartige Geschwüre des Magens und Zwölffingerdarms, Über- und Untersäuerung, Leber-, Gallen- und Darmerkrankungen, auch Dyspepsie, Darmträgheit, Stuhlverstopfung, Durchfall-neigung, Divertikel, Hämorrhoiden und viele andere mehr. Auch für viele Erkrankungen, Störungen und Leiden gilt grundsätzlich dasselbe: Wird das *Wurzelsystem der Pflanze Mensch* gesünder, so wirkt sich das auf den ganzen Menschen aus.

Ich bin weit davon entfernt, ein ganz neues Ernährungssystem einführen zu wollen, möchte aber einen wohltuenden Einfluß auf die Lebensweise vieler Menschen ausüben. Aufgrund meiner Erfahrung, die ich nun seit so vielen Jahren *mit meinen* Kuren an Patienten gesammelt habe, kann ich ein natürliches Heilverfahren, das über die Reinigung der Verdauungsorgane auf Entschlackung, Gesundung und Regeneration des gesamten Menschen hinwirkt, dem Leser dieses Buches weitervermitteln.

Mein Ziel ist, daß der Leser eine neue und andere Beziehung zur Nahrung und zur Nahrungsaufnahme bekommt, ohne daß er ein einseitiges Leben nach Kalorien-Tabellen führt und ohne daß er trotz seiner Beschwerden weiter sinnloses Essen in zu großen Mengen in sich hineinstopft.

Nicht nur körperliche Leiden sondern auch psychosomatische Störungen sollen durch die positive Neuorientierung für das zukünftige Leben beseitigt werden.

* * *

Überblick über die Krankheitsbilder, bei denen ein Heilfasten mit der Darmreinigungs-Kur angezeigt ist:

Krankheiten der Verdauungsorgane
Magen- und Darmerkrankungen
Bauchspeicheldrüsenentzündung
Leber- und Gallenblasenerkrankungen
Steinbildungen
Appetitlosigkeit
Stuhlverstopfung
Neigung zu Durchfällen, Diarrhoe
Magen- und Darmgeschwüre, Colitis ulcerosa
Morbus Chron
Erschlaffung der Eingeweide

Herz- Kreislauf- und Blutgefäßkrankheiten
Herzasthma (Angina pectoris)
Herzkranzgefäßverengung
hoher und zu niedriger Blutdruck
erhöhte Blutfettwerte
Blut- und Lymphgefäßstauungen
Arterienverkalkung, Gefäßverengungen

Venenentzündungen und Thrombose
Unterschenkelgeschwüre
Blutwallungen

Stoffwechselstörungen
Fettsucht

Über- und Untergewicht
Zuckerkrankheit
Gelenk- und Muskelrheumatismus
Ischias und Beschwerden der Wirbelsäule

Nervöse Erschöpfungszustände
Überbelastungsschäden wie Stress
Erkrankung des vegetativen Nervensystems
nervöse Schweißausbrüche
‚Managerkrankheit'

Hautkrankheiten
Schuppenflechte
Ekzeme
Geschwürneigung
Akne
Furunkulose
Nesselsucht
Juckreiz der Schleimhäute

Krankheiten der Atmungsorgane
chronische Bronchitis
Bronchialasthma
Nasen-, Luftröhren-, Rachenkatarrh
Anfälligkeit gegen Erkältungen

Nieren- und Blasenkrankheiten
Nieren- und Nierenbeckenentzündungen
Nieren- und Blasengries mit Steinbildung oder
Blutungen

Überempfindlichkeitsreaktionen
Heuschnupfen
Allergien gegen verschiedene Nahrungsmittel usw.
Kopfschmerzen, Neuralgien, Migräne
Nervenentzündungen
nervöse Störungen vielfacher Art
Verstimmungszustände, Depressionen
Schlaflosigkeit
chronische Müdigkeit
sexuelle Schwächen, Potenzstörungen, Frigidität

Frauenkrankheiten
Wechseljahrsbeschwerden
Eierstockentzündungen
Gebärmuttersenkung und -Entzündung
Eileiter- und Eierstockzysten
gutartige Geschwülste der weiblichen Geschlechts-
organe
Störungen der Regelblutung
Neigung zu Fehlgeburten
Sterilität

Augenkrankheiten
Netzhautentzündungen
chronische Regenbogenhautentzündungen
entzündliche Prozesse am Auge
Gerstenkornbildung
erhöhter Augendruck
Nachlassen der Sehfähigkeit
chronische Bindehautentzündungen

Zahnfleischerkrankungen
Parodontose
Zahnfleischbluten
Zahnfleischverfall

Natürlich gibt es auch Gegenindikationen. So sollten keinesfalls Patienten mit folgender Krankheit mit Heilfasten behandelt werden:

Aktive Tuberkulose
infektiöse und psychiatrische Erkrankungen
bösartige Geschwülste
schwere Blutkrankheiten

Eine aktive medizinische Vorsorge ist eine der wichtigsten Gründe, warum der Mensch sich wenigstens einmal in seinem Leben einer solchen Reinigungskur unterziehen sollte. Grund genug, eine Vorsorge-Kur zur Darm-, Blut-, Säfte- und Gewebe-Entschlackung durchzuführen.

Die Darm-, Blut- und Säftereinigung ist die gründlichste aller Ausscheidungskuren. Sie ist eine kostensparende, einfache, nebenwirkungsfreie, ganzheitliche und dennoch wirkungsvolle Therapie. Und eine unvergleichbar prognostisch günstige, erzieherische und heilerische Maßnahme zur Krankheitsvorsorge.

Von Jahr zu Jahr steigt die Zahl der Patienten, die sich nach erfolgreich durchgeführter Kur zu einer Wiederholung entschließen. Nicht weil sie wieder krank sind, sondern weil sie sich viele Monate danach wohlgefühlt haben und das kommende Jahr genau so gesund durchstehen möchten.

Uns Menschen der heutigen Wohlstandsgesellschaft muß klar werden, daß es oft zu spät ist, erst beim Ausbruch einer Krankheit mit einer kostspieligen und langwierigen Therapie zu beginnen. Wir können es uns nicht mehr leisten, krank zu ‚feiern'.

Jeder Mensch ist mitverantwortlich für seinen Gesundheitszustand. Jeder Mensch muß daher durch eine geordnete Lebens- und Ernährungsweise an seinem Gesundheitszustand und seiner Gesundung mitwirken.

Vorsorgen ist besser als Heilen!

Vorsorge ist billiger als Heilen!

* * *

Tabellen zur Vollwerternährung

UNSERE VOLLWERT-ERNÄHRUNG
Empfehlungen für eine vernünftige Lebensmittelauswahl

$$\boxed{1}$$

WERTSTUFEN	Besonders empfehlenswert I	Besonders empfehlenswert II
LEBENSMITTEL-TECHNOLOGIE	**Unveränderte** Lebensmittel: Waschen, Kühl lagern, Kühlen Schälen von Südfrüchten, Entspelzen von Getreide, Entfernen von Nußschalen	**Bearbeitete** Lebensmittel: Schneiden, Hobeln, Raspeln Schroten, Mahlen Schälen, Pressen, Auspressen In frischem Zustand einfrieren Fermentieren mit Hilfe von Milchsäurebakterien (z. B. Sauerkraut) Trocknen (z. B. Gewürze)

GETREIDE	○ Keimfähige, ganze Getreidekörner
	○ Ganze Getreidekörner, z. B.:
	  – Weizen
	  – Roggen
	  – Gerste
	  – Hafer
	  – Hirse
	  – Mais
	  – Vollreis
	○ Buchweizen (Knöterichgewächs)
	☐ Gekeimtes Getreide
		☐ Vollkornschrot
		☐ Vollkornmehl
		☐ Unerhitzte Getreideflocken
		☐ Frisch geschrotetes und
		  eingeweichtes Getreide
		  (Frischkornmüsli)
		☐ Höhere Mehltypen
		  (Weizen Typen: 1050 bis 2000,
		  Roggen Typen: 1370 bis 1800)

GEMÜSE	☐ Blütengemüse
	☐ Blattgemüse
	☐ Stengelgemüse
	☐ Zwiebelgemüse
	☐ Fruchtgemüse (außer Hülsenfr.)
	☐ Wurzelgemüse (außer Kartoffeln)
	☐ Gekeimte Hülsenfrüchte
	
	○ Pilze
		☐ Zerkleinertes, frisches Gemüse
		☐ Milchsaures Gemüse
		  (z.B. Sauerkraut)
		☐ Tiefgekühltes Gemüse
		☐ Geschältes und zerkleinertes,
		  frisches Gemüse
		☐ Kaltgepreßte Gemüsesäfte

OBST	☐ Kernobst ☐ Steinobst ☐ Beerenobst ☐ Südfrüchte	☐ Zerkleinertes, frisches Obst ☐ Tiefgekühltes Obst ☐ Geschältes und zerkleinertes, frisches Obst ☐ Kaltgepreßte Fruchtsäfte

NÜSSE ÖLFRÜCHTE, PFLANZENSAMEN	☐ Nüsse, z. B.:
	  – Haselnüsse
	  – Walnüsse
	  – Paranüsse
	  – Cashewkerne,
	☐ Mandeln
	☐ Ölfrüchte (Oliven)
	☐ Pflanzensamen, z. B.:
	  – Leinsamen
	  – Sonnenblumenkerne
	  – Sesam
	  – Kokosnuß
		☐ Frisch geraspelte Nüsse
		☐ Frisches, unerhitztes Nußmus
		
		☐ Frisch gequetschter Mohn
		
		☐ Kaltgepreßte Öle
		  (unraffiniert)

Zeichenerklärungen:

Innerhalb der Wertstufen I bis V sind folgende Zeichen verwendet:

□ Lebensmittel-Untergruppe

○ Verzehr in unverändertem Zustand nicht empfehlenswert

■ im Handel nicht erhältlich

◖ Häufige Abweichungen des ernährungsphysiologischen Wertes: so daß eine Zuordnung zu den **angrenzenden** Wertstufen erforderlich wird

◗ Abweichungen nach rechts überwiegen

◖ Abweichungen nach links überwiegen

Zeichen die jeweils links in einer Wertstufe stehen, bedeuten **vollständige Lebensmittel**

Zeichen die eingerückt sind, stehen für **unvollständige**, d. h. **teilwertige Lebensmittel**

© 1981 ardos gmbh, Gießen

Empfehlenswert	**Nicht empfehlenswert**	**Nicht empfehlenswert**
III	**IV**	**V**
Erhitzte Lebensmittel: Blanchieren und einfrieren Darren, Garen im eigenen Saft Kochen, Backen, Pasteurisieren, Heißpressen, Pressen mit hohem Druck, Zentrifugieren (z. B. Milch) Trocknen (z. B. Obst) Homogenisieren Entrahmen Räuchern	**Verarbeitete** Lebensmittel: Keime abtrennen, Filtern, Sichten Sieben (Auszugsm.), Polieren (Reis) Blanchieren, dann verarbeiten und einfrieren Braten, Rösten, Ultrahocherhitzen, Sterilisieren Verarbeiten und Gefriertrocknen, Sprühtrocknen Konservieren mittels: Vakuum, Alkohol, Pökelsalz, Salz, Zucker, Konservierungsmittel, Gas (Begasen) Färben, Bleichen, Desodorieren, Klären, Schönen Extrahieren, Hydrieren	**Isolierte** Lebensmittelsubstanzen und Fertig-Produkte: Isolieren Destillieren, Kristallisieren, Raffinieren (Isolierte Zucker) Synthetisieren (Kunstprodukte) Das wesentliche Merkmal der hier aufgeführten Produkte ist die, kombinierte Anwendung verschiedener Be- und Verarbeitungsverfahren. Sie sind durchweg sehr lange lagerfähig.
□ Erhitzte Getreidespeisen, z. B.: – Getreidesuppe – Getreideauflauf – Getreidepfannkuchen □ Gedarrtes Getreide (z. B. Grünkern) □ Getreideflocken mit Keim Brot, Kuchen, Knäckebrot, Zwieback, Kekse, Dauerbackwaren, Mehlspeisen u. a. aus... □ ...Vollkornmehlen □ ...Höheren Mehltypen (Bier siehe Getränke)	□ Polierter Reis □ Getreideflocken ohne Keim □ Niedrigere Mehltypen (Weizen Typen: 550 bis 812, Roggen Typen: 815 bis 1150) □ Auszugsmehle □ Kleie □ Cornflakes Brot, Kuchen, Knäckebrot, Zwieback, Kekse, Dauerbackwaren, Mehlspeisen u. a. aus... □ ...Niedrigeren Mehltypen □ ...Auszugsmehlen (Weizen Type: 405, Roggen Type: 610)	□ Isolierte Zucker: – Frucht- und Traubenzucker – Malzzucker – Zuckeraustauschstoffe □ isolierte Stärke □ isolierte Ballaststoffe □ isolierte Proteine □ isolierte Vitamine □ Alkohol (Branntwein) □ Diätpräparate □ Schlankheitspräparate □ Präparate für Sportler
□ Erhitztes Gemüse □ Erhitzte Hülsenfrüchte □ Erhitzte Kartoffeln □ Blanchiertes, tiefgekühltes Gemüse □ Erhitzte Gemüsesäfte	□ Gemüsekonserven □ Konservierte Gemüsesäfte	□ Isolierte Zucker: – Weißer und brauner Zucker □ Stärke □ Protein □ Lecithin □ Aromastoffe □ Alkohol (Branntwein) □ TVP (Sojafleisch) □ Fertiggerichte mit Gemüse
□ Erhitzte Pilze	□ Pilzkonserven	
□ Erhitztes Obst (z. B. Kompott) □ Blanchiertes, tiefgekühltes Obst □ Erhitzte Fruchtsäfte □ Obst- und Wein-Essig (Wein siehe Getränke)	□ Obstkonserven □ Konservierte Fruchtsäfte □ Fruchtnektare □ Fruchtsaftgetränke	□ Pektin □ Aromastoffe □ Enzyme □ Alkohol (Branntwein)
□ Geröstete Nußkerne □ Nußkuchen (nicht konserviert) □ Maronen □ Geröstete oder erhitzte Pflanzensamen	□ Geröstete und gesalzene Nußkerne □ Getrocknete Kokosraspeln	◗ Nuß-Nougat-Erzeugnisse
□ Bei der Zubereitung erhitzte, kaltgepreßte Öle □ Bei der Zubereitung erhitztes Pflanzenfett (ungehärtetes Kokosfett) □ Ungehärtete Pflanzenfette	◗ Heißgepreßte oder extrahierte, raffinierte Fette und Öle, d. h. fast alle Margarinen, Öle sowie Platten- u. Kunstspeisefette ◗ Brat- und Backfette (,,Shortenings")	□ Mehrmals erhitzte Öle (frittieren)

UNSERE VOLLWERT-ERNÄHRUNG
Empfehlungen für eine vernünftige Lebensmittelauswahl

| 2 |

WERTSTUFEN	Besonders empfehlenswert	Besonders empfehlenswert
	I	II
MILCH, MILCHPRODUKTE	☐ Rohmilch als: – Milch-ab-Hof – Vorzugsmilch ■ Sauermilch aus Rohmilch ■ Dickmilch aus Rohmilch ■ Muttermilch (für den Säugling)	Aus Rohmilch hergestellt: ■ Süße oder saure Sahne ☐ Landbutter ■ Buttermilch ☐ Rohmilchkäse ■ Rohmilchquark
EIER,	○ Rohe Eier	
FLEISCH, FISCH	○ Rohes Fleisch ○ Roher Fisch	☐ Hackfleisch, z. B.: – Schabefleisch
WASSER	☐ Quellwasser	☐ Heilwasser ☐ Ungechlortes Leitungswasser
SONSTIGE GETRÄNKE		☐ Kräutertee ☐ Früchtetee
GEWÜRZE	☐ Frische Gartenkräuter ☐ Frische Wildkräuter ☐ Frische Gewürzwurzeln (z. B. Meerrettich) ☐ Gewürzsamen	☐ Getrocknete Kräuter, Blüten und Wurzeln zum Würzen
SALZ		
SÜSSUNGSMITTEL	☐ Frisches, zuckerhaltiges Obst und Gemüse, z. B.: – Banane – Birne – Weintraube – Honigmelone	☐ Wieder rückverdünnte, nicht konservierte Säfte, z. B.: – Apfeldicksaft – Birnendicksaft ☐ Kaltgeschleuderter Honig (möglichst in gelöster Form)
ZUSAMMENFASSUNG	**Besonders empfehlenswert** sind unveränderte, frische Lebensmittel (verzehrbarer Anteil): NATÜRLICHE LEBENSMITTEL	**Besonders empfehlenswert** sind bearbeitete Lebensmittel (frisch, nicht erhitzt): MECHANISCH ODER ENZYMATISCH VERÄNDERTE LEBENSMITTEL

Zeichenerklärungen:

Innerhalb der Wertstufen I bis V sind folgende Zeichen verwendet:

☐ Lebensmittel-Untergruppe
○ Verzehr in unverändertem Zustand nicht empfehlenswert
■ im Handel nicht erhältlich
✦ Häufige Abweichungen des ernährungsphysiologischen Wertes: so daß eine Zuordnung zu den **angrenzenden** Wertstufen erforderlich wird
◆ Abweichungen nach rechts überwiegen
◆ Abweichungen nach links überwiegen
Zeichen die jeweils links in einer Wertstufe stehen, bedeuten **vollständige Lebensmittel**
Zeichen die eingerückt sind, stehen für **unvollständige**, d. h. **teilwertige Lebensmittel**

© 1981 ardos gmbh, Gießen

Empfehlenswert	Nicht empfehlenswert	Nicht empfehlenswert
III	**IV**	**V**
☐ Pasteurisierte Milch	☐ Ultrahocherhitzte Milch (H-Milch)	☐ Kasein, Molkenprotein,
☐ Gekochte Milch	☐ Sterilmilch	☐ Milchzucker
☐ Sauermilch, Dickmilch	☐ Fettarme Milch	☐ Vitamine
☐ Joghurt, Kefir	☐ H-Sahne, Kondensmilch	☐ Lecithin
☐ Süße oder saure Sahne	☐ Trockenmilch (Milchpulver)	
☐ Süß- oder Sauerrahmbutter		
☐ Buttermilch	☐ Käsekonserven	☐ Adaptierte Milchpräparate
☐ Käse, Quark	☐ Schmelzkäse	(Säuglingsnahrung)
	☐ Molkenpulver	◆ Speiseeis (Milcheis)
☐ Erhitzte Eier	☐ Sol-Eier, konservierte Eier	☐ Protein
☐ Eierspeisen	☐ Ei-Pulver	
☐ Erhitztes Fleisch, erhitzter Fisch	☐ Fleischkonserven	☐ Protein
☐ Innereien	☐ Fischkonserven	
✦ Tiefgekühltes Fleisch, Fleischwaren und tiefgekühlter Fisch		
☐ Rindertalg		
◆ Roh-, Koch- und Brühwurst		☐ Fertiggerichte mit Fleisch
☐ Mineralwasser	☐ Leitungswasser (Uferfiltrat)	☐ Künstliches Mineralwasser
☐ Leitungswasser aus Quellwasser	☐ Abgekochtes Wasser	
☐ Mate Tee	☐ Kakao- und Schokoladengetränke	☐ Limonaden
☐ Malz-Kaffee	☐ Bohnen-Kaffee	☐ Cola-Getränke
☐ Echter Kakao	☐ Schwarzer Tee	☐ Zuckersirup (zum verdünnen)
☐ Bier (nicht pasteurisiert)	☐ Bier	☐ Brausepulver
☐ Wein (nicht pasteurisiert)	☐ Wein	☐ Instant-Getränke
	☐ Abführtee	☐ Branntwein, Spirituosen
☐ Bei der Zubereitung erhitzte Kräuter und Gewürze (z. B. Lorbeerblatt)	☐ Kräuterextrakte	☐ Aromastoffe
☐ Hefeflocken		☐ Künstliche Aromastoffe
☐ Sojasauce		◆ Kräuter-Fertig-Saucen (,,Salat-Dressings'')
☐ Meersalz (Vollmeersalz)	☐ Kochsalz	
☐ Eingeweichtes, gequollenes Trockenobst, z. B.:	☐ Erhitzter Honig	☐ Isolierte Zucker, z. B.:
– Rosinen	☐ Ahornsirup	– Weißer und brauner Zucker
– Feigen	☐ Apfeldicksaft (konserviert)	– Frucht- und Traubenzucker
– Datteln	☐ Birnendicksaft (konserviert)	– Zuckeraustauschstoffe
– Aprikosen	☐ Melasse	☐ Kunsthonig
	(möglichst in gelöster Form)	☐ Künstliche Süßstoffe
		☐ Süßwaren
Empfehlenswert sind Lebensmittel, bei denen eine Hitzebehandlung sinnvoll ist:	**Nicht empfehlenswert** sind verarbeitete Lebensmittel (nicht *täglich* verzehren):	**Nicht empfehlenswert,** d. h. möglichst zu meiden, sind:
ERHITZTE LEBENSMITTEL	KONSERVIERTE LEBENSMITTEL	ISOLIERTE UND SYNTHETISIERTE SUBSTANZEN UND DAMIT HERGESTELLTE PRODUKTE

GÜNTER BRÜCK   VITA-VERLAG

Die teuerste Straße der Welt

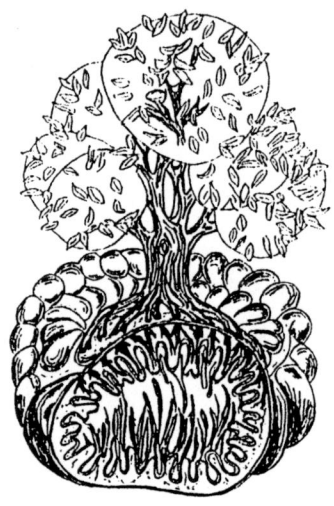

Die teuerste Straße der Welt ist die Verdauungsstraße, auf der mehr Unfälle passieren als auf jeder anderen Straße und auf der es keine Umleitung gibt.

Wir leben nicht von dem, was wir essen, sondern von dem, was unser Verdauungssystem daraus macht.

Dieses Buch führt Sie über die teuerste Straße der Welt und erklärt Ihnen die Verdauungsabläufe und die Umwandlung der Nährstoffe auf leicht verständliche Art.

Wie wesentlich ist die Ernährung für unsere Gesundheit!

Mehr als 75 Prozent aller Informationen aus der Umwelt laufen über die Darmschleimhaut und das hier besonders intensiv ausgeprägte Immunsystem.